U0247573

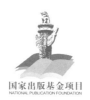

国家出版基金项目
NATIONAL PUBLICATION FOUNDATION

大 中 华 文 库

BIBLIOTECA
DE CLÁSICOS CHINOS

学术顾问委员会（按姓氏笔画排序）

丁往道　叶水夫　任继愈　刘　杲

刘重德　汤博文　李学勤　李赋宁

杨宪益　沙博理　张振玉　林戊荪

季羡林　金开诚　金立群　胡文仲

袁行霈　梁良兴　韩素音　戴文葆

Comité de Consulta Académica

(Según los trazos de los apellidos en chino)

Ding Wangdao, Ye Shuifu, Ren Jiyu, Liu Gao,

Liu Zhongde, Tang Bowen, Li Xueqin,

Li Funing, Yang Xianyi, Sha Boli, Zhang Zhenyu,

Lin Wusun, Ji Xianlin, Jin Kaicheng, Jin Liqun,

Hu Wenzhong, Yuan Xingpei, Liang Liangxing,

Han Suyin, Dai Wenbao

工作委员会

主　任：杨牧之

副主任：黄友义　李　岩　尹飞舟
　　　　徐　步　徐　俊　黄　松

委　员（按姓氏笔画排序）

牙库甫　李永强　李成权　李声笑

李朋义　肖丽媛　宋文艳　宋志军

张高里　陈万雄　易言者　金英伟

周洪波　赵　岩　荆孝敏　胡开敏

施海涛　徐建中　唐　晴　黄　强

游道勤　谢清风　薛文斌

Comité de Trabajo

Presidente　Yang Muzhi

Vice–presidentes

Huang Youyi, Li Yan,

Yin Feizhou, Xu Bu,

Xu Jun, Huang Song

Miembros

(Según los trazos de los apellidos en chino)

Ya Kufu, Li Yongqiang, Li Chengquan,

Li Shengxiao, Li Pengyi, Xiao Liyuan,

Song Wenyan, Song Zhijun, Zhang Gaoli,

Chen Wanxiong, Yi Yanzhe, Jin Yingwei,

Zhou Hongbo, Zhao Yan, Jing Xiaomin,

Hu Kaimin, Shi Haitao, Xu Jianzhong,

Tang Qing, Huang Qiang, You Daoqin,

Xie Qingfeng, Xue Wenbin

编辑委员会

总编辑：杨牧之

副总编辑：黄友义　尹飞舟
　　　　　徐明强　胡开敏

Comité Editorial

Editor en Jefe　Yang Muzhi

Sub–editores en jefe

Huang Youyi, Yin Feizhou,

Xu Mingqiang, Hu Kaimin

工作委员会办公室

主　任：张若楷

胡开敏（兼）　黄　松（兼）

顾　铭

Oficina del Comité de Trabajo

Director　Zhang Ruokai

Hu Kaimin (concurrente),

Huang Song (concurrente),

Gu Ming

大中华文库

汉语－西班牙语对照

BIBLIOTECA DE CLÁSICOS CHINOS
CHINO-ESPAÑOL

黄帝八十一难经
EL CANON DE LAS 81 DIFICULTADES
DEL EMPERADOR AMARILLO

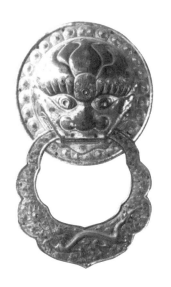

烟建华　　点评

［墨西哥］罗伯托·冈萨雷斯　　译

Notado por Yan Jianhua
Traducido al español por Roberto González [México]

五洲传播出版社
China Intercontinental Press

Primera Edición 2021

Todos los derechos están reservados. Ninguna parte de
la presente publicación puede ser reproducida o transmitida en ninguna forma y ningún sentido, electrónico
o mecánico, actualmente conocido o por inventarse, sin
el permiso por escrito del editor, con excepción de las
pequeñas citas de los críticos.

ISBN 978-7-5085-4450-2
© 2021 China Intercontinental Press

Publicado por
China Intercontinental Press
Beisanhuan Zhonglu 31#, Beijing, 100088, China
http://www.thatsbooks.com

Impreso en la República Popular China

总　序

杨牧之

　　《大中华文库》终于出版了。我们为之高兴，为之鼓舞，但也倍感压力。

　　当此之际，我们愿将郁积在我们心底的话，向读者倾诉。

一

　　中华民族有着悠久的历史和灿烂的文化，系统、准确地将中华民族的文化经典翻译成外文，编辑出版，介绍给全世界，是几代中国人的愿望。早在几十年前，西方一位学者翻译《红楼梦》，将书名译成《一个红楼上的梦》，将林黛玉译为"黑色的玉"。我们一方面对外国学者将中国的名著介绍到世界上去表示由衷的感谢，一方面为祖国的名著还不被完全认识，甚至受到曲解，而感到深深的遗憾。还有西方学者翻译《金瓶梅》，专门摘选其中自然主义描述最为突出的篇章加以译介。一时间，西方学者好像发现了奇迹，掀起了《金瓶梅》热，说中国是"性开放的源头"，公开地在报刊上鼓吹中国要"发扬开放之传统"。还有许多资深、友善的汉学家译介中国古代的哲学著作，在把中华民族文化介绍给全世界的工作方面做出了重大贡献，但或囿于理解有误，或缘于对中国文字认识的局限，质量上乘的并不多，常常是隔靴搔痒，说不到点子上。大哲学家黑格尔曾经说过：中国有最完备的国史。但他认为中国古代没有真正意义上的哲学，还处在哲学史前状态。这么了不起的哲学家竟然做出这样大失水准的评论，何其不幸。正如任何哲学家都要受时间、地点、条件的制约一样，黑格尔也离不开这一规律。当时他也只能从上述水平的汉学家译过去的文字去分析、理解，所以，黑格尔先生对中国古代社会的认识水平是什么状态，也就不难想象了。

中国离不开世界，世界也缺少不了中国。中国文化摄取外域的新成分，丰富了自己，又以自己的新成就输送给别人，贡献于世界。从公元5世纪开始到公元15世纪，大约有一千多年，中国走在世界的前列。在这一千多年的时间里，她的光辉照耀全世界。人类要前进，怎么能不全面认识中国，怎么能不认真研究中国的历史呢？

二

中华民族是伟大的，曾经辉煌过，蓝天、白云、阳光灿烂，和平而兴旺；也有过黑暗的、想起来就让人战栗的日子，但中华民族从来是充满理想，不断追求，不断学习，渴望和平与友谊的。

中国古代伟大的思想家孔子曾经说过："三人行，必有我师焉。择其善者而从之，其不善者而改之。"孔子的话就是要人们向别人学习。这段话正是概括了整个中华民族与人交往的原则。人与人之间交往如此，在与周边的国家交往中也是如此。

秦始皇第一个统一了中国，可惜在位只有十几年，来不及做更多的事情。汉朝继秦而继续强大，便开始走出去，了解自己周边的世界。公元前139年，汉武帝派张骞出使西域。他带着一万头牛羊，总值一万万钱的金帛货物，作为礼物，开始西行，最远到过"安息"（即波斯）。公元73年，班超又率36人出使西域。36个人按今天的话说，也只有一个排的人数，显然是为了拜访未曾见过面的邻居，是去交朋友。到了西域，班超派遣甘英作为使者继续西行，往更远处的大秦国（即罗马）去访问，"乃抵条支而历安息，临西海以望大秦"（《后汉书·西域传》）。"条支"在"安息"以西，即今天的伊拉克、叙利亚一带，"西海"应是今天的地中海。也就是说甘英已经到达地中海边上，与罗马帝国隔海相望，"临大海欲渡"，却被人劝阻而未成行，这在历史上留下了遗恨。可以想见班超、甘英沟通友谊的无比勇气和强烈愿望。接下来是唐代的玄奘，历经千难万险，到"西天"印度取经，带回了南亚国家的古老文化。归国后，他把带回的佛教经典组织人翻译，到后来很多经典印度失传了，但中国却保存完好，以至于今天，没有玄奘的《大唐西域记》，印度人很难完整地编写印度古代史。明代郑和"七下西洋"，把中华文化传到东南亚一带。鸦片战争以后，一代又一代先进的中国人，为了振兴中华，又前赴后继，向西方国家学习先进的科学思想和文明成果。这中间有我们的国家领导人朱德、周恩来、邓小平；有许许多多大文学家、科学家、艺术家，如郭沫若、李四光、钱学森、冼星海、徐悲鸿等。他们的追求、奋斗，他们的博大胸怀，兼收并蓄的精神，为人类社会增添了光彩。

中国文化的形成和发展过程，就是一个以众为师、以各国人民为师，不断学习和创造的过程。中华民族曾经向周边国家和民族学习过许多东西，假如没有这些学习，中华民族绝不可能创造出昔日的辉煌。回顾历史，我们怎么能够不对伟大的古埃及文明、古希腊文明、古印度文明满怀深深的感激？怎么能够不对伟大的欧洲文明、非洲文明、美洲文明、大洋洲文明，以及中国周围的亚洲文明充满温情与敬意？

中华民族为人类社会曾经做出过独特的贡献。在15世纪以前，中国的科学技术一直处于世界遥遥领先的地位。英国科学家李约瑟说："中国在公元3世纪到13世纪之间，保持着一个西方所望尘莫及的科学知识水平。"美国耶鲁大学教授、《大国的兴衰》的作者保罗·肯尼迪坦言："在近代以前时期的所有文明中，没有一个国家的文明比中国更发达，更先进。"

世界各国的有识之士千里迢迢来中国观光、学习。在这个过程中，中国唐朝的长安城渐渐发展成为国际大都市。西方的波斯、东罗马，东亚的高丽、新罗、百济，南亚的南天竺、北天竺，频繁前来。外国的王侯、留学生，在长安供职的外国官员，商贾、乐工和舞士，总有几十个国家，几万人之多。日本派出的"遣唐使"更是一批接一批。传为美谈的日本人阿部仲麻吕（晁衡）在长安留学的故事，很能说明外国人与中国的交往。晁衡学成仕于唐朝，前后历时五十余年。晁衡与中国的知识分子结下了深厚的友情。他归国时，传说在海中遇难身亡。大诗人李白作诗哭悼："日本晁卿辞帝都，征帆一片绕蓬壶。明月不归沉碧海，白云愁色满苍梧。"晁衡遇险是误传，但由此可见中外学者之间在中国长安交往的情谊。

后来，不断有外国人到中国来探寻秘密，所见所闻，常常让他们目瞪口呆。《希腊纪事》（希腊人波桑尼阿著）记载公元2世纪时，希腊人在中国的见闻。书中写道："赛里斯人用小米和青芦喂一种类似蜘蛛的昆虫，喂到第五年，虫肚子胀裂开，便从里面取出丝来。"从这段对中国古代养蚕技术的描述，可见当时欧洲人与中国人的差距。公元9世纪中叶，阿拉伯人来到中国。一位阿拉伯作家在他所著的《中国印度见闻录》中记载了曾旅居中国的阿拉伯商人的见闻：

——一天，一个外商去拜见驻守广州的中国官吏。会见时，外商总盯着官吏的胸部，官吏很奇怪，便问："你好像总盯着我的胸，这是怎么回事？"那位外商回答说："透过你穿的丝绸衣服，我隐约看到你胸口上长着一个黑痣，这是什么丝绸，我感到十分惊奇。"官吏听后，失声大笑，伸出胳膊，说："请你数数吧，看我穿了几件衣服。"那商人数过，竟然穿了五件之多，黑痣正是透过这五层丝绸衣服显现出来的。外商惊得目瞪口呆，官吏说："我穿的丝绸还不算是最好的，总督穿的要更精美。"

——书中关于茶（他们叫干草叶子）的记载，可见阿拉伯国家当时还没有喝茶的习惯。书中记述："中国国王本人的收入主要靠盐税和泡开水喝的一种干草税。在各个城市里，这种干草叶售价都很高，中国人称这种草叶叫'茶'，这种干草叶比苜蓿的叶子还多，也略比它香，稍有苦味，用开水冲喝，治百病。"

——他们对中国的医疗条件十分羡慕，书中记载道："中国人医疗条件很好，穷人可以从国库中得到药费。"还说："城市里，很多地方立一石碑，高10肘，上面刻有各种疾病和药物，写明某种病用某种药医治。"

——关于当时中国的京城，书中作了生动的描述：中国的京城很大，人口众多，一条宽阔的长街把全城分为两半，大街右边的东区，住着皇帝、宰相、禁军及皇家的总管、奴婢。在这个区域，沿街开凿了小河，流水潺潺；路旁，葱茏的树木整然有序，一幢幢宅邸鳞次栉比。大街左边的西区，住着庶民和商人。这里有货栈和商店，每当清晨，人们可以看到，皇室的总管、宫廷的仆役，或骑马或步行，到这里来采购。

此后的史籍对西人来华的记载，渐渐多了起来。13世纪意大利旅行家马可·波罗，尽管有人对他是否真的到过中国持怀疑态度，但他留下一部记述元代事件的《马可·波罗游记》却是确凿无疑的。这部游记中的一些关于当时中国的描述使得西方人认为是"天方夜谭"。总之，从中西文化交流史来说，这以前的时期还是一个想象和臆测的时代，相互之间充满了好奇与幻想。

从16世纪末开始，由于航海技术的发展，东西方航路的开通，随着一批批传教士来华，中国与西方开始了直接的交流。沟通中西的使命在意大利传教士利玛窦那里有了充分的体现。利玛窦于1582年来华，1610年病逝于北京，在华二十余年。他把科学作为传教的工具，激起中国一些读书人对西方科学的兴趣。除了传教以外，他还做了两件具有历史象征意义的事，一是1594年前后在韶州用拉丁文翻译《四书》，并作了注释；二是与明代学者徐光启合作，用中文翻译了《几何原本》。

西方传教士对《四书》等中国经典的粗略翻译，以及杜赫德的《中华帝国志》等书对中国的介绍，在西方读者的眼前展现了一个异域文明，在当时及稍后一段时期引起了一场"中国热"，许多西方大思想家都曾注目于中国文化。有的推崇中华文明，如莱布尼兹、伏尔泰、魁奈等，有的对中华文明持批评态度，如孟德斯鸠、黑格尔等。莱布尼兹认识到中国文化的某些思想与他的观念相近，如周易的卦象与他发明的二进制相契合，对中国文化给予了热情的礼赞；黑格尔则从他整个哲学体系的推演出发，认为中国没有真正意义上的哲学，还处在哲学史前的状态。但是，不论是推崇还是批评，是吸纳还是排斥，都对中西文化的交流产生了巨大的影响。随着先进的中国科学技术的西传，特别是中国的造纸、火药、印刷术和指南针四大发明的问世，大大改变了世界的面貌。马克思说："中国的火药把骑士阶层炸得粉碎，指南针打开了世界市场并建立了殖民地，而印刷术则变成了新教的工具，变成对精神发展创造必要前提的最强大的杠杆。"英国的哲学家培根说：中国的四大发明"改变了全世界的面貌和一切事物的状态"。

三

大千世界，潮起潮落。云散云聚，万象更新。中国古代产生了无数伟大的科学家：祖冲之、李时珍、孙思邈、张衡、沈括、毕昇……产生了无数科技成果：《齐民要术》《九章筭术》《伤寒杂病论》《本草纲目》……以及保存至今的世界奇迹：浑天仪、地动仪、都江堰、敦煌石窟、大运河、万里长城……但从15世纪下半叶起，风水似乎从东方转到了西方，落后的欧洲只经过400年便成为世界瞩目的文明中心。英国的牛顿、波兰的哥白尼、德国的伦琴和爱因斯坦、法国的居里、意大利的伽利略、俄国的门捷列夫、美国的费米和爱迪生……光芒四射，令人敬仰。

中华民族开始思考了。潮起潮落究竟是什么原因？中国人发明的火药，传到欧洲，转眼之间反成为欧洲列强轰击中国大门的炮弹，又是因为什么？

鸦片战争终于催醒了中国人沉睡的迷梦，最先"睁眼看世界"的一代精英林则徐、魏源迈出了威武雄壮的一步。曾国藩、李鸿章搞起了洋务运动。中国的知识分子喊出"民主与科学"的口号。中国是落后了，中国的志士仁人在苦苦探索。但落后中饱含着变革的动力，探索中孕育着崛起的希望。"向科学进军"，中华民族终于又迎来了科学的春天。

今天，世界即将跨入21世纪。分散隔绝的世界，逐渐变成联系为一体的世界。现在，经济全球化趋势日益明显，一个民族、一个国家的历史也就在愈来愈大的程度上成为全世界的历史。当今，任何一种文化的发展都离不开对其他优秀文化的汲取，都以其他优秀文化的发展为前提。在近现代，西方文化汲取中国文化，不仅是中国文化的传播，更是西方文化自身的创新和发展；正如中国文化对西方文化的汲取一样，既是西方文化在中国的传播，同时也是中国文化在近代的转型和发展。地球上所有的人类文化，都是我们共同的宝贵遗产。既然我们生活的各个大陆，在地球史上曾经是连成一气的"泛大陆"，或者说是一个完整的"地球村"，那么，我们同样可以在这个以知识和学习为特征的网络时代，走上相互学习、共同发展的大路，建设和开拓我们人类崭新的"地球村"。

西学仍在东渐，中学也将西传。各国人民的优秀文化正日益迅速地为中国文化所汲取，而无论西方和东方，也都需要从中国文化中汲取养分。正是基于这一认识，我们组织出版汉英对照版《大中华文库》，全面系统地翻译介绍中国传统文化典籍。我们试图通过《大中华文库》，向全世界展示，中华民族五千年的追求，五千年的梦想，正在新的历史时期重放光芒。中国人民就像火后的凤凰，万众一心，迎接新世纪文明的太阳。

1999年8月　北京

PREFACIO

Yang Muzhi

La publicación de la *Biblioteca de Clásicos Chinos* es para nuestro motivo de enorme satisfacción y estímulo. Pero también somos conscientes de que asumimos una gran responsabilidad.

Al mismo tiempo, queremos aprovechar esta oportunidad para expresar a nuestros lectores el sentimiento que brota de lo más hondo de nuestros corazones.

1

La nación china tiene una historia milenaria y una cultura esplendorosa. Ha sido una aspiración de varias generaciones de chinos traducir, editar y publicar en forma sistemática y precisa las obras clásicas de la literatura china para divulgar entre todos los pueblos del mundo las sublimes creaciones culturales de nuestra civilización. Hace algunos decenios, un estudioso occidental, al traducir la obra clásica china *Sueño de las Mansiones Rojas*, tituló la novela como *Sueño de las Recámaras Rojas*, mientras que a Lin Daiyu, protagonista de la historia, la llamó "Jade Negro". Al referirnos a temas de esta índole, quisiéramos dejar constancia de que, por un lado, estamos sinceramente agradecidos por la traducción de trascendentales obras chinas por estudiosos extranjeros. Pero, pese a sus loables esfuerzos, también constatamos el insuficiente conocimiento de las obras clásicas chinas e incluso la distorsión de su contenido en muchos casos. Al respecto cabría señalar a un estudioso occidental que al traducir la obra *Jin Ping Mei (La Ciruela del Jarrón Dorado)*, una novela antigua china, puso énfasis en los párrafos de la descripción naturalista, creyendo que ahí había descubierto una especie de milagro, e inclusive pregonó en la prensa que China había sido la "fuente del erotismo" y que "China debiera seguir la tradición de permisividad".

En cuanto a la traducción de las obras antiguas, muchos sinólogos, distinguidos y bien intencionados, han traducido obras de la antigua filosofía china y han hecho importantes contribuciones a la difusión mundial de su cultura. No obstante, debido a la comprensión no exacta o al inadecuado entendimiento de la escritura china suele suceder que la traducción no concuerda totalmente con el original, por lo que resulta como "rascarse una picazón por encima de la bota". Valdría entonces hasta emplear el proverbio latino que reza: "Gato con guantes no caza ratones".

El gran filósofo alemán Georg Wilhelm Friedrich Hegel dijo que China contó con la más completa historia nacional, pero carecía de filosofía en sentido auténtico y se encontraba en un estado de prehistoria filosófica. Es muy lamentable que un filósofo tan célebre universalmente haya llegado a una conclusión tan colosalmente errónea. Sin embargo, no es sorprendente que el eminente maestro haya incurrido en tal error, pues igual que otros filósofos, Hegel no pudo eludir las limitaciones de tiempo y lugar ni responder a las condiciones objetivas de su época, ya que no podía sino entender y analizar a la China antigua a través de las lamentables traducciones realizadas por los sinólogos de entonces. De ahí que no sea difícil imaginar el escaso nivel de conocimiento de Hegel respecto a la sociedad de la antigua China.

China no puede marginarse del resto del mundo, mientras que el resto del mundo tampoco puede ignorar su existencia. La civilización china ha absorbido elementos nuevos del mundo exterior, enriqueciéndose a sí misma, a la vez que ha realizado destacados aportes al progreso de la civilización mundial. En un periodo de más de mil años, entre los siglos V y XV, China lideró el avance de la civilización mundial e irradió sabiduría a diversos países del planeta. La humanidad prosigue su avance, pero

¿puede acaso ignorar a China? ¿Cómo podría dejar de estudiar meticulosamente su historia?

2

La nación china es excelsa. Históricamente, el país ha resplandecido por su magnífica cultura, orgullosa sabiduría y desarrollo pacífico y próspero, aunque también ha vivido tiempos sombríos y vicisitudes. Sin embargo, no por eso dejó de avanzar en aras de sus ideales y de nuevos conocimientos, a la vez que procura la paz y la amistad con todos los pueblos.

Confucio, gran pensador antiguo chino, aseveró: "Cuando vamos los tres juntos, seguro que hay alguien que puede enseñarme. Aprenderé sus buenas cualidades y desecharé las defectuosas". Las palabras de Confucio instruyen a la gente a aprender de los demás y resumen el principio que el pueblo chino siempre ha mantenido en sus relaciones con el resto del mundo, no solamente en el aspecto individual, sino también en las relaciones entre los Estados.

Después de los conflictos internos durante generaciones, China fue unificada por primera vez por el emperador Qin Shi Huang en el año 221 a.n.e. Pero la dinastía Qin fue efímera y no tuvo tiempo para establecer vínculos con el exterior, lo cual sí hizo la posterior dinastía Han, de mayor poderío, para conocer sus entornos. En el año 139 a.n.e., el emperador Han Wu Di envió a Zhang Qian a la región occidental, actual Asia Central. En su segundo viaje llevó como obsequios diez mil cabezas entre ovejas y reses y una fabulosa cantidad de oro y seda. El contingente llegó incluso más allá de Persia, actual Irán. En el año 73 n.e., Ban Chao fue enviado también a la región occidental, con 36 subalternos, para entablar amistad con vecinos desconocidos. Una vez en tierras lejanas, Ban Chao mandó a un servidor llamado Gan Ying para continuar el viaje con rumbo al Imperio Romano. De acuerdo con la crónica de la sección Regiones Occidentales del *Libro de Han Posterior*, Gan Ying y compañía atravesaron territorios que actualmente pertenecen a Irán, Iraq y Siria, llegando a las costas del Mar Mediterráneo, desde donde pudieron contemplar al otro lado el Gran Imperio Romano. Fue una verdadera lástima en la historia que Gan Ying detuviese su avance ante la travesía marítima como le aconsejaron otros. Sin embargo, de todo ello se desprenden la inigualable valentía y el vehemente deseo de Zhang Qian, Ban Chao y Gan Ying de entablar vínculos amistosos con otros pueblos. Más tarde, en la dinastía Tang (618-907), el monje Xuan Zang realizó la peregrinación al "Cielo Oeste" , la India, en busca de las sagradas Escrituras Búdicas. Fue una expedición repleta de contratiempos y peligros, pero también fructífera, pues del sur de Asia trajo a la antigua China muchos elementos culturales de esa región. Después de muchos años en la India, Xuan Zang, cargado de sutras budistas, retornó al país y organizó a los entendidos en la materia para traducirlas. Años más tarde, cuando se perdieron muchas obras budistas en la India, China aún las tenía muy bien conservadas. De no haber sido por la obra de Xuan Zang *Recuerdos del Viaje al Oeste en Tiempos de la Gran Dinastía Tang*, resultaría difícil hoy para el pueblo indio reconstruir su propia historia de esa época. Posteriormente en la dinastía Ming (1368- 1644), Zheng He comandó siete grandes travesías marítimas por Asia Sudoriental y divulgó en países de esa región la cultura china. Tras la Guerra del Opio a mediados del siglo XIX, los progresistas chinos, con un fuerte deseo de revitalizar el país y con el firme espíritu de progresar constantemente, viajaron a Occidente a estudiar los pensamientos científicos avanzados y logros culturales. En ese grupo se encontraban Zhu De, Zhou Enlai y Deng Xiaoping, quienes posteriormente llegaron a ser líderes de la nueva China. También lo hicieron numerosos y destacados científicos, literatos y artistas como Guo Moruo, Li Siguang, Qian Xuesen, Xian Xinghai y Xu Beihong, entre otros. Sus nobles aspiraciones, sus esfuerzos tenaces, su amplia visión y su avidez de aprendizaje y asimilación de cosas de diferente naturaleza añadieron brillantes páginas en los anales del progreso de la sociedad humana.

La formación y el desarrollo de la cultura china suponen el proceso de tomar a los demás pueblos y países como ejemplo y avanzar incesantemente en el aprendizaje y el cultivo del espíritu creativo. Sin estos aprendizajes, la nación china no habría podido crear su esplendoroso pasado. Al realizar una mirada retrospectiva a la historia, ¿cómo podríamos no sentir profunda gratitud por los legados de las antiguas y grandiosas civilizaciones de Egipto, Grecia y la India? ¿Cómo podríamos no guardar afecto y admiración por las grandiosas civilizaciones de Europa, África, América y Oceanía, así como también por las civilizaciones asiáticas en los alrededores de China?

Históricamente, la nación china realizó contribuciones importantes a la humanidad. Antes del siglo XV, China llevaba la delantera mundial en ciencia y tecnología. El científico británico Joseph Needham dijo en una ocasión: "Entre los siglos III y XIII China mantuvo un nivel tan avanzado en ciencia y tecnología que Occidente ni siquiera le llegaba a la altura de los tobillos" . Paul Kennedy, catedrático de la Universidad de Yale en EE.UU. y autor de *El Surgimiento y la Caída de las Grandes Potencias*, manifestó: "De todas las civilizaciones del periodo premoderno no hubo ninguna más desarrollada o más progresiva que la de China" .

Las personas perspicaces de los diversos países del mundo venían a China, tras recorrer miles de kilómetros, para hacer visitas y estudiar. Durante el periodo en que la cultura china alcanzó su pleno florecimiento, Chang' an en la dinastía Tang se convirtió en una metrópoli internacional, a la que acudían decenas de miles de extranjeros, entre ellos dignatarios, estudiantes, diplomáticos, comerciantes, artesanos y artistas, procedentes incluso de Persia y del Imperio Bizantino (Roma Oriental), para no hablar ya de los países cercanos de Asia como Corea, etc. Vale destacar de manera especial el envío de contingentes de emisarios de Japón a la Corte Tang. En ese grupo destaca el estudioso japonés Abeno Nakamaro, quien vivió más de 50 años en China, donde estudió, se perfeccionó y logró sellar una profunda amistad con muchos intelectuales chinos. Cuando Abeno murió supuestamente en un naufragio durante el regreso a su país, el ilustre poeta chino Li Bai compuso con profundo dolor un poema para honrar su memoria. Este hecho dejó clara constancia de la estrecha amistad entre los estudiosos chinos y extranjeros durante el periodo de los intercambios culturales y académicos en la ciudad de Chang' an.

En los tiempos posteriores siguieron llegando más extranjeros a China para captar curiosidades y explorar los secretos y misterios de esta longeva civilización. Muchos quedaron muy asombrados por lo que veían y escuchaban. El geógrafo griego Pausanias en su obra *Crónicas de Grecia* narró lo que veían los griegos en China en el siglo II: "Los chinos crían con mijo y carrizo verde unos insectos parecidos a las arañas. Al quinto año aparece una rajadura en el vientre del insecto, de la cual se extraían hilos de seda" . En este párrafo que describe la cría de gusanos de seda en la antigua China, se puede notar la distancia entre los europeos de aquel entonces con los chinos. A mediados del siglo IX, los árabes empezaron a llegar a China. Un escritor árabe relató en su obra *Anécdotas de China y la India* las impresiones de los comerciantes árabes que entonces residían en China:

–Cierto día un comerciante árabe fue a una cita con un funcionario de la Guarnición en Guangzhou. Durante la entrevista, el visitante clavó la mirada en el pecho del funcionario. Este, extrañado, preguntó a aquél: "¿Qué le sucede? ¿Por qué se fija tanto en mi pecho?" El comerciante respondió: "Yo veo un lunar negro en su pecho a través de su ropa de seda. Y ¿cómo es posible eso? No puedo siquiera imaginarlo" . Al oírlo el funcionario echó a reír a carcajadas y dijo: "Haga el favor de contar las prendas de ropa que llevo" . El árabe se puso a contar y descubrió que en total eran cinco prendas y el lunar negro precisamente se traslucía a través de esas cinco prendas de seda. El comerciante árabe se quedó boquiabierto. Sin embargo, su sorpresa fue mayor cuando el funcionario le dijo que su ropa no estaba hecha con la más fina seda. Porque la seda de la mejor calidad estaba reservada para confeccionar las prendas del gobernador provincial.

–La referencia al té en ese libro (los árabes lo llamaban hojas secas) revela que los países árabes aún desconocían entonces el hábito de tomar té. En el libro se lee: "Los ingresos del emperador de China provienen principalmente de los impuestos a la sal y a un tipo de hojas secas, con las cuales se prepara una bebida con agua hirviente. En muchas ciudades las hojas secas tienen un precio bastante alto. Los chinos lo denominan 'Cha' . Su planta tiene más hojas que la alfalfa y también más fragancia. Resulta algo amargo, se sirve la infusión con agua hirviente y tiene efectos terapéuticos" .

–Dicho libro también revela la admiración por la buena asistencia médica en China y así escribe: "Los chinos son beneficiados con buenas condiciones de asistencia médica e incluso los pobres pueden gozar de ciertas subvenciones del erario público para cubrir gastos de medicamentos. En muchos lugares de las ciudades se ven lápidas en las que están inscritos los nombres de los medicamentos y sus respectivas propiedades curativas para diferentes enfermedades" .

–En referencia a la ciudad de Chang' an, el autor dejó correr su pluma para hacer impresionantes descripciones: La ciudad, tan grande y bastante poblada, está separada por una avenida divisoria de norte a sur. En el barrio este viven el emperador y su familia, el primer ministro, la guardia del Palacio Imperial, el mayordomo y las sirvientas. Allá se ven hileras de suntuosas residencias y mansiones. Las casas están bien alineadas, el agua corriente susurra y la vegetación exuberante muestra su perpetuo verdor. En el barrio oeste viven plebeyos y comerciantes. Allí hay grandes almacenes y tiendas. Se advierte una impresionante concurrencia multitudinaria cada madrugada. Algunos van a pie y otros montados a caballo. Entre ellos hay funcionarios administrativos y sirvientes del Palacio Imperial, pobladores y comerciantes, todos ocupados en las compras.

Las centurias posteriores presenciaron un creciente incremento de registros en las crónicas históricas sobre la afluencia de occidentales a China. El más destacado de ellos fue Marco Polo, famoso viajero italiano, quien dejó para la posteridad su obra *Los Viajes de Marco Polo*. Algunos relatos de dicho libro sobre China fueron incluso tomados en Occidente como los cuentos de *Las Mil y Una Noches*. En fin de cuentas, hablando de la historia de los intercambios culturales entre China y Occidente, los periodos anteriores a esos días fueron épocas de imaginación y conjeturas. Entre ambas partes prevalecía solo la curiosidad y la fantasía.

Desde las postrimerías del siglo XVI, debido al avance de la navegación y la consiguiente apertura de la ruta marítima entre Oriente y Occidente, y a medida que llegaban a China cada vez más grupos de misioneros, se sucedieron intensos intercambios directos entre China y Occidente. El misionero jesuita italiano Matteo Ricci fue un típico ejemplo en el cumplimiento de esta misión de intercomunicación entre China y Occidente. Vino a China en 1582 y falleció en Beijing en 1610. Durante sus más de 20 años en territorio chino, con la ciencia como un instrumento para su misión evangélica, Ricci despertó gran interés hacia la ciencia en ciertos intelectuales chinos. Aparte de su misión evangélica, él cumplió dos tareas de trascendencia histórica y simbólica: una fue la traducción con anotaciones en latín de *Los Cuatro Libros* alrededor del año 1594, y la otra fue la traducción al chino de *Los Elementos de Geometría*, en colaboración con un erudito chino llamado Xu Guangqi de la dinastía Ming.

La traducción a grandes rasgos de las obras clásicas chinas como *Los Cuatro Libros* por misioneros occidentales y la publicación de *La Descripción Geográfica, Histórica, Cronológica, Política y Física del Imperio de China*, escrita por Pere Du Halde' s, además de presentar la imagen de China, divulgaron entre los lectores de Occidente una exótica cultura china, suscitando de este modo una cierta "fiebre china" .

Durante esa etapa no pocos pensadores célebres de Occidente dirigieron su mirada hacia la antigua China. Entre ellos, por ejemplo, el alemán Gottfried Leibniz, que mostró un gran aprecio por la civilización china. El sostenía que algunos aspectos de la cultura china eran parecidos a su concepto, y *El Libro de los Cambios* coincidía con su sistema binario. Otros como Hegel mantenían una actitud crítica al respecto y creían que la antigua China no tenía filosofía en sentido propio y en este plano todavía se encontraba en la prehistoria filosófica. Cabe destacar que sean cuales fueran sus actitudes, de admiración o de crítica, de aceptación o de rechazo, es innegable que los intercambios culturales entre Oriente y Occidente han producido influencias fenomenales. Con la transmisión de las avanzadas ciencias y tecnologías chinas a Occidente, en especial los cuatro grandes inventos chinos, tales como la fabricación de papel, la pólvora, la imprenta y la brújula, cambiaron notablemente la fisonomía del mundo. Karl Marx dijo: "La explosión de la pólvora china hizo añicos a la clase de caballería; la brújula expandió el mercado mundial y estableció las colonias; y la imprenta se convirtió en un instrumento del protestantismo y en una poderosa palanca destinada a fomentar las necesarias premisas del desarrollo espiritual" . Roger Bacon, filósofo británico, sentenció que los cuatro inventos chinos modificaron la fisonomía del mundo entero y el estado de todas las cosas.

3

En el universo ilimitado son frecuentes los flujos y reflujos. Se aglomeran las nieblas y se disipan las nubes. Todos los fenómenos se renuevan. A lo largo de su historia, la antigua China contribuyó con sus innumerables creaciones científicas y tecnológicas al avance de la humanidad, aportando eminentes figuras como Zu Chongzhi, Li Shizhen, Sun Simiao, Zhang Heng, Shen Kuo y Bi Sheng entre los autores de brillantes obras científicas como *Manual de Artes Importantes para el Bienestar del Pueblo, Nueve Capítulos del Arte Matemático, Tratamientos de las Enfermedades Febriles, Compendio de Materia Médica* y otros. También dejaron obras milagrosas que aún subsisten, tales como la esfera armilar, el sismógrafo, el Reservorio de Aguas Dujiangyan, las Grutas de Dunhuang, el Gran Canal y la Gran Muralla, entre muchas otras. Sin embargo, desde la segunda mitad del siglo XV, el polo de desarrollo giró hacia Occidente. En apenas 400 años, Europa se convirtió en el centro de una civilización que cautivó la atención mundial. Surgieron científicos que alcanzaron renombre universal y ganaron alta reputación como Isaac Newton en Inglaterra, Nicolás Copérnico en Polonia, Marie Curie en Francia, Galileo Galilei en Italia, Wilhelm Conrad Rontgen y Albert Einstein en Alemania, Dmitri Mendelev en Rusia, Thomas Edison en EE. UU., etc.

Ante esta situación, el pueblo chino empezó a reflexionar: ¿Cuál es la causa del surgimiento y la caída de las naciones? La pólvora, que fue inventada en China y después transmitida a Europa, había sido convertida rápidamente en bombas por las potencias europeas que usaron para violentar las puertas de la propia China. ¿A qué se debía eso?

Fue la Guerra del Opio lo que despertó a la nación china de su letárgico sueño. Los precursores que dieron el valiente paso para "dirigir nuestras miradas una vez más al resto del mundo" fueron Lin Zexu y Wei Yuan. Zeng Guofan y Li Hongzhang iniciaron el Movimiento de Occidentalización. Más tarde, los intelectuales chinos lanzaron la consigna de "Democracia y Ciencia" y los patriotas de China de nobles ideales se dieron cuenta de que el país había quedado atrasado en la corriente de modernización y emprendieron una dolorosa exploración. Pero en el atraso germinaría la motivación para buscar cambios y en la búsqueda se gestaría el embrión de la esperanza. Finalmente, el pueblo chino ha logrado reunirse bajo una bandera proclamando la "Marcha por la Ciencia" , alzando sus brazos para saludar la llegada de la primavera.

Hoy día ya hemos entrado en los umbrales del siglo XXI

en que el mundo que antes había quedado disperso, ahora se encamina hacia una entidad global. La globalización económica presenta una tendencia cada día más predominante. En realidad, la historia de una nación y de un país está también convirtiéndose en la historia de la humanidad en su conjunto. En las épocas modernas y premodernas la cultura occidental se nutrió de la cultura china, lo que no sólo implicaba la difusión de la última, sino también suponía creación y desarrollo para la primera. Para la cultura china, absorber la flor y nata de la cultura occidental no sólo implicaba la difusión de la cultura occidental, sino también su transformación de la modalidad y desarrollo en la época moderna. Todas las civilizaciones del planeta constituyen el valioso patrimonio de la humanidad. Se puede decir que hoy vivimos en una gran "Aldea Global" , de modo que resulta más factible aprender mutuamente, sobre todo en la época de internet que se caracteriza por la rápida difusión de conocimientos y gran espacio de estudios, para que de esta manera nos concentremos en un camino de desarrollo conjunto y construyamos una "Aldea Global" totalmente nueva para la humanidad.

La erudición de Occidente sigue transmitiéndose a Oriente y viceversa. China acelera su ritmo para absorber lo mejor de la cultura de otros países. Tanto Occidente como Oriente necesitan alimentarse de la cultura china. Justamente sobre la base de este entendimiento, hemos editado y publicado la *Biblioteca de Clásicos Chinos* en un formato chino-inglés, con el objetivo de hacer una traducción y presentación sistemáticas de los clásicos tradicionales chinos. A través de esta colección, procuramos exponer al mundo la aspiración y el sueño de la nación china durante cinco mil años, que hoy día ha vuelto a emitir su resplandor en la nueva etapa histórica de China. El pueblo chino, rejuvenecido como el ave fénix que renace de sus cenizas, aclama al unísono el sol naciente de la cultura del nuevo siglo.

Agosto de 1999, Beijing

"一带一路"沿线国家语言对照版
序　言

杨牧之

时间如飞，各位读者打开的这批书，已经是《大中华文库》的第三批书了。

一

从1994年《大中华文库》经新闻出版署立项开始，到今天，2019年10月，已经过去25年。这25年，《大中华文库》的出版经历了三个阶段：

从1994年到2016年，我们用20多年的时间完成了"汉英对照版"，总计110种图书的译介出版。这是我们国家首次全面、系统地向世界推介中国文化典籍，弘扬中华民族优秀传统文化的国家重大出版工程。这是第一阶段。

第二阶段从2009年开始。为了进一步扩大国际影响和受众覆盖面，我们又着手启动"多语种项目"，继续把中文典籍翻译成联合国使用的另外4种官方语言，即法语、俄语、西班牙语、阿拉伯语，再加上另外3种重要语言德语、日语、韩语，这样，总计就是7种语言。我们从汉英对照版110种典籍中，选出常用且必备的25种典籍，用上述7种语言和中文对照出版，总计175个品种，目前也已全部完成。

现在这一批书，应该是第三个阶段了。这一阶段主要是配合中央"一带一路"倡议，开展"一带一路"沿线国家语言对照版的翻译工作。第一批涉及29种语言（乌克兰语、柬埔寨语、老挝语、马来语、缅甸语、泰语、印尼语、越南语、孟加拉语、乌尔都语、印地语、哈萨克语、吉尔吉斯语、波斯语、土耳其语、希伯来语、斯瓦希里语、捷克语、匈牙利语、保加利亚语、罗马尼亚语、马其顿语、塞尔维亚语、葡萄牙语、阿拉伯语、法语、俄语、西班牙语、德语等），84种典籍。

千百年来，中华民族从陆上、从海上开拓了举世闻名的丝绸之路。那是一条和平之路，一条与世界交往、广交朋友之路。沿着古老的丝绸之路，中华民族走向世界，创造了举世无双、持续不断的灿烂文明。今天，我们继承这份辉煌的遗产，开始了"一带一路"新的征程。"一带一路"上，国家林立，语言丰富，文化多彩，我们要把《大中华文库》送过去，把他们的灿烂文化学过来。

二

《大中华文库》启动伊始，在封面设计上，我们突出了三个标志性的图案。这三个图案，便是我们编辑这套大书、进行这项工程的志向。

一个是中国传统建筑大门上的"门环"，以此作为本书的标志。门环图案是复制的故宫大门上的"门环"，象征着去叩开中华民族文化的宝库。

二是封面上汹涌澎湃的黄河壶口瀑布。黄河是中华民族的摇篮，源远流长，奔腾向前，最具中国特色。

三是书脊下方的长城垛口图案。当整套书摆在一起的时候，书脊上的长城垛口连接起来，便构成连绵不断的万里长城，象征中国文化如万里长城般巍峨挺立，悠久绵长。

为了不辜负这三个标志，我们制定了编辑《大中华文库》"三个精"的原则，以求达到国家出版水平的高标准。大家从这三个方面保证质量：一是精选书目，二是精细翻译，三是精心印制。

"精选书目"是根本。中国古代典籍约有20多万种，从中选出能代表中华民族传统文化的精华是搞好这套《文库》的根本。工作委员会、编辑委员会三次座谈、两次发调查表，征求北大、清华等全国著名高校和中科院、社科院、军科院以及国家图书馆专家的意见，反复论证，最终确定了110种典籍。这110种典籍，上自先秦，下至近代，内容涵盖哲学、宗教、政治、经济、军事、历史、文学以及科技等各个方面。既有已广为国外所了解的《老子》《论语》《孙子兵法》等经典书目，更多的则是目前没有译本，或没有完整译本，很少为国外所知的经典图书。我们担心优秀的图书漏掉，《文库》全部选题落实后，再一次征求各学科有代表性的专家意见。专家们一致表示，选题涵盖很全面，一流的中国古代典籍基本都入选了。

这110种典籍，也是第二期"多语种"工程和第三期"一带一路"工程选题的基础。

"精细翻译"，质量第一。2001年朱镕基总理、李岚清副总理视察新闻出版总署，听我们汇报这套书时，镕基总理说："这套书不错，应该很有读者，很有市场啊。"岚清副总理说："关键是要搞好翻译，保证翻译质量。"他们的意见是很中肯的。我们把他们的意见，作为我们编译工作的指导思想。

《文库》把保证翻译质量作为首要任务，组织中外专家进行翻译审校，中文原文版本也都经过了精心选择、认真校对。一开始是几家做过类似图书的出版社参加，逐渐有近30家出版社加入进来。实施大工程，组织工作是关键。我们设有两个委员会：工作委员会和编辑委员会。工作委员会负责出版社的遴选，签订出版合同，制订出版计划等组织协调工作，从而保证《文库》工作有计划稳步进行；编辑委员会负责版本选择、译者确定、内容审查。在翻译质量上，出版社进行一、二、三审，编辑委员会进行四审和五审。四审主要请外文局的一大批外文专家以及学术界的中文专家论证审稿，五审由编辑委员会总编辑和副总编辑进行，如果不合格就要退回去重新做编辑加工，以确保质量。此外，《文库》约请专家撰写"导言"，编制词目索引，满足海内外读者阅读需要。

"精心印制"，要体现中国出版风格和水平。因为这项工程先后有30余家出版社共同参与，而且图书品种、印制数量庞大，不可能一次印制完成。为了保证全书质量、外观的一致性，保证多批印制纸张颜色、质量的一致性，在工作委员会下设印制小组，主要工作是统一版式、统一纸张、统一印刷、统一装帧，达到四个统一。《文库》是个大工程，由于坚持了质量第一，坚持了四个统一，保证了工程的整体质量。

1999年8月，《大中华文库》汉英对照版第一批15种正式出版。

第一回合的胜利，一批带有故宫门环图标、黄河壶口瀑布图像、连绵不断的长城垛口图案的精美图书摆在我们面前，大大鼓舞了参与工作的全体同志。第一批《文库》图书出版后，先后获得了国家图书奖最高奖"国家图书奖荣誉奖"、全国古籍整理优秀图书一等奖。2011年12月，经中央批准，《大中华文库》出版工程获新闻出版总署表彰。

《大中华文库》以其深厚的文化内涵、优异的出版质量，已成为名副其实的国家名片。2006年4月，胡锦涛主席访问美国，将《大中华文库》作为国礼赠送给美国耶鲁大学；2009年1月温家宝总理访问西班牙，向马德里塞万提斯学院赠送了《大中华文库》；2011年10月李克强同志访问朝鲜，向金日成综合大学赠送了《大中华文库》；2012年4月伦敦书展期间，李长春同志向英国伦敦南岸大学孔子学院赠送了《大中华文库》，并且在他出访印尼、澳大利亚、韩国、新加坡等国时，都选择了将《大中华文库》作为礼物；刘延东同志出访美国赠书，以及在2012年4月的伦敦书展开幕式上，向大英图书馆赠送的也是《大中华文库》。

特别是2014年9月，习近平主席向斯里兰卡政府赠送《大中华文库》汉英对照版图书100种188册。2015年5月，国务院总理李克强出访南美四国，向哥伦比亚总统赠送了《大中华文库》西班牙语系列全套图书，进一步推动了《大中华文库》走向世界的成功实践。

三

回忆25年历程，总结我们的体会，是为了在过去的基础上，把《大中华文库》第三期工程即"一带一路"项目做得更好。

如果说汉英对照版是《大中华文库》的第一个高峰，多语种对照版是《大中华文库》的第二个高峰，那么，这"一带一路"沿线国家语言对照版便是《大中华文库》的第三个高峰。目前已有30余家出版社投入到这个项目中来。

任重而道远，继续向《大中华文库》第三个高峰前进的脚步已经迈出。文化是民族的血脉，是人民的精神家园。文化的软实力集中体现了一个国家基于文化而具有的凝聚力和生命力，以及由此而产生的吸引力和影响力。今天我们继承古代中国丝绸之路精神，将其发扬光大，把我国的发展同"一带一路"沿线国家的发展结合起来，文明互鉴，民心相通，赋予古代的丝绸之路以新的时代内涵。在这个大形势下，实施"一带一路"沿线国家语种的翻译出版，是《大中华文库》在新时代的一次历史性选择，是我们为提升中华文化软实力应做的贡献。如今《大中华文库》"一带一路"工程已被确定为2019年国家出版基金资助项目。我们要发扬精心设计、精心施工的优良传统，牢记使命，不辜负前辈的嘱托，不辜负广大读者的期望，一定要"以伟大的爱国热忱，宽广的世界眼光和严谨的科学态度"，锲而不舍地把这项光辉的事业进行到底。

2019年10月1日 北京

Versiones de Comparación entre Idiomas de los Países a lo largo de "la Franja y la Ruta"

Prólogo

Yang Muzhi

El tiempo vuela: las obras que están leyendo ustedes ya son el tercer lote de publicaciones de la Biblioteca de Clásicos Chinos.

1

Hoy, octubre de 2019, ha pasado 25 años desde que la Administración General de Prensa y Publicaciones aprobara el proyecto de la Biblioteca de Clásicos Chinos en 1994. En los últimos 25 años, la publicación de la Biblioteca de Clásicos Chinos ha pasado por tres etapas:

De 1994 a 2016, completamos la edición chino-inglés. En más de 20 años, tradujimos y publicamos un total de 110 obras. Es el primer gran proyecto de publicación en nuestro país que presenta de manera integral y sistemática los clásicos culturales chinos al mundo y promueve la excelente cultura tradicional de la nación china. Esta es la primera etapa.

La segunda fase comenzó en 2009. Para aumentar aún más la influencia internacional y la cobertura de la audiencia, iniciamos el proyecto multilingüe y continuamos traduciendo los clásicos chinos a los otros cuatro idiomas oficiales utilizados por las Naciones Unidas, a saber, francés, ruso, español y árabe, a los cuales añadimos otros tres idiomas importantes, que son el alemán, el japonés y el coreano, para alcanzar una totalidad de 7 idiomas extranjeros. De las 110 obras clásicas de edición chino-inglés, seleccionamos 25 más conocidas y de lectura obligada para elaborar ediciones de comparación entre los 7 idiomas y chino. Hasta hoy se han completado un total de 175 variedades.

El lote presente de obras debe ser de la tercera etapa. La tarea principal de esta etapa es llevar a cabo el trabajo de traducción de las versiones de contraste entre chino y los idiomas de los países a lo largo de "la Franja y la Ruta", en cooperación con la Iniciativa de "la Franja y la Ruta" del gobierno central. El primer lote abarca 84 variedades de clásicos en 29 idiomas (español, camboyano, laosiano, malayo, birmano, tailandés, indonesio, vietnamita, bengalí, urdu, hindi, kazajo, kirguís, persa, turco, hebreo, swahili, checo, húngaro, búlgaro, rumano, macedonio, serbio, portugués, ucraniano, árabe, francés, ruso y alemán, etc.).

Durante miles de años, la nación china ha sido pionera en la construcción desde el continente y el mar de la mundialmente famosa Ruta de la Seda. Fue un camino hacia la paz, un camino para hacer amigos con el mundo. A lo largo de la antigua Ruta de la Seda, la nación china se dirigió al mundo, creando una civilización ininterrumpida y brillante, sin iguales en el mundo. Hoy, heredamos este glorioso legado y comenzamos un nuevo viaje a través de "la Franja y la Ruta", a lo largo de las cuales encontramos muchos países, con idiomas ricos y culturas coloridas. Necesitamos enviarles la Bibliteca de Clásicos Chinos y aprender su brillante cultura.

2

Al comienzo del proyecto de la Biblioteca de Clásicos Chinos, en el diseño de la portada, destacamos tres signos icónicos, los cuales reflejaron nuestras aspiraciones para editar este gran libro y llevar a cabo este proyecto.

Uno es la aldaba en la puerta de la arquitectura tradicional china, que se utiliza como símbolo de la obra. Es una copia del "aldaba" en la puerta de la Ciudad Prohibida, que simboliza el llamador de la puerta de la casa del tesoro de la cultura nacional china.

El segundo es la creciente cascada Hukou del Río Amarillo en la portada. El Río Amarillo es la cuna de la nación china, con una larga historia, siempre corre hacia adelante y es el símbolo con las características chinas.

El tercero es el signo de fuertes de la Gran Muralla debajo del lomo del libro. Cuando todo el conjunto de libros se junta, las imágenes de los fuertes en la columna vertebral se conectan para formar una Gran Muralla continua, lo que simboliza que la cultura china se mantiene firme y cuenta con una larga historia, igual como la Gran Muralla.

Para no fallar a estos tres signos, con el fin de cumplir con los altos estándares de la publicación estatal, formulamos los tres principios para garantizar la calidad de la Biblioteca de Clásicos Chinos, a saber, la selección minuciosa de obras, la traducción precisa y la impresión esmerada.

La "selección minuciosa" es fundamental. Hay más de 200.000 tipos de clásicos chinos antiguos, y seleccionar la esencia que pueda representar la cultura tradicional de la nación china es la base para hacer un buen trabajo en esta Biblioteca de Clásicos Chinos. El comité de trabajo y el comité editorial sostuvieron tres discusiones y emitieron cuestionarios dos veces, recogiendo opiniones de expertos de la Universidad de Pekín, Tsinghua y otras universidades conocidas en el país y expertos de la Academia China de Ciencias, la Academia China de Ciencias Sociales, la Academia China de Ciencias Militares y la Biblioteca Nacional de China. Los 110 tipos de clásicos finalmente seleccionados después de repetidas demostraciones abarcan la historia desde pre-Qin hasta los tiempos modernos, y cubren todos los aspectos de filosofía, religión, política, economía, lo militar, historia, literatura y ciencia y tecnología. Hay libros clásicos como *Lao Tzu*, *Las Analectas de Confucio* y *El Arte de la Guerra de Sun Tzu* que han sido ampliamente conocidos en el extranjero, y muchos más son clásicos que actualmente no tienen traducción, o traducciones completas, y rara vez se conocen en el extranjero. Para que no se perdieran las obras excelentes, después de que se hubiezan definido todos los temas en la Biblioteca de Clásicos Chinos, una vez más buscamos opiniones de los especialistas representativos de varias disciplinas. Los expertos declararon por unanimidad que la selección del tema fue exhaustiva, y básicamente habían sido incluídos los clásicos chinos antiguos de primera clase.

Estos 110 tipos de clásicos también fueron la base para seleccionar temas para la segunda etapa del proyecto "multilingüe" y la tercera fase del proyecto "la Franja y la Ruta" .

La "traducción precisa" significa "la calidad primero" . En 2001, el entonces primer ministro Zhu Rongji y el viceprimer ministro Li Lanqing inspeccionaron la Administración General de Prensa y Publicaciones. Al escuchar el informe sobre la obra, Zhu Rongji dijo: "Este conjunto de libros es bastante bueno para gozar de muchos lectores y un mercado amplio". "La clave es hacer un buen trabajo de traducción y garantizar la calidad de la traducción". indicó Li Lanqing. Sus opiniones eran pertinentes y las tomamos como guía para el trabajo de compilación.

Para los editores de la Biblioteca de Clásicos Chinos, garantizar la calidad de la traducción era la máxima prioridad, para lo cual invitaron a expertos chinos y extranjeros a realizar la revisión de la traducción. La versión original en chino también fue cuidadosamente seleccionada y corregida. Al principio, participaron varias editoriales con experiencias en la compilación de libros similares, y posteriormente se fueron incorporando al trabajo cerca de 30 entidades editoras. Considerando que el trabajo organizativo era la clave para implementar grandes proyectos, creamos dos comités: un comité de trabajo y un comité editorial. El comité de trabajo era responsable de la organización y coordinación de la selección de las editoriales, la firma de contratos de publicación y la formulación de planes de publicación, a fin de garantizar que el trabajo de la Biblioteca de Clásicos Chinos se llevara a cabo de manera constante; por su parte, el comité editorial se encargó de la selección de la versión, la determinación de traductores y la revisión del contenido. En cuanto a la calidad de la traducción, los editores realizaron las primeras, segundas y terceras revisiones, y el comité editorial realizó las cuartas y quintas revisiones. Para la cuarta revisión se invitó principalmente a un gran número de expertos en idiomas extranjeros del Grupo de Publicaciones Internacionales de China y académicos chinos especialistas para verificar y revisar el borrador. La quinta revisión fue realizada por el editor en jefe y el editor en jefe adjunto del comité editorial. Además, invitamos a expertos a escribir la "introducción" y compilar índice de entradas para satisfacer las necesidades de los lectores dentro y fuera del país.

Con la "impresión esmerada" , procuramos reflejar el estilo y el nivel de la publicación china. Debido a que más de 30 editoriales habían participado en este proyecto, y fueron enormes la variedad de libros y la cantidad de impresiones, sería imposible imprimirlos todos a la vez. Con el fin de garantizar la consistencia de la calidad y el aspecto de todos los libros, y la consistencia del color y la calidad de múltiples lotes de papel impreso, se estableció un grupo de trabajo de impresión adscrito al comité de trabajo, encargado de unificar el diseño, el papel, la impresión, la composición y la encuadernación, por lo que garantizamos la calidad general del proyecto de gran significado que es la publicación de la Biblioteca de Clásicos Chinos .

En agosto de 1999, se publicó oficialmente el primer lote de 15 variedades en versión chino-inglesa.

La primera ronda de la victoria, con los libros exquisitos con el ícono de la Aldaba de la Ciudad Prohibida, la imagen de la Cascada Hukou del Río Amarillo y el patrón continuo de fuertes de la Gran Muralla, alentó a todo el persona involucrado en el trabajo. Después de la publicación del primer lote, el proyecto de la Biblioteca de Clásicos Chinos ganó sucesivamente el Premio de Honor del Premio Nacional de Libros, el premio de libros de nivel más alto en el país, y el primer premio del Premio Nacional a los Excelentes Libros por Clasificar los Libros Antiguos. En diciembre de 2011, con la aprobación del Comité Central del Partido Comunista de China, la Administración General de

Prensa y Publicaciones alabó el proyecto de publicación de la Biblioteca de Clásicos Chinos.

La Biblioteca de Clásicos Chinos se ha convertido en una verdadera tarjeta de presentación nacional con su profunda connotación cultural y excelente calidad editorial. En abril de 2006, el entonces presidente Hu Jintao visitó los Estados Unidos y presentó la Biblioteca de Clásicos Chinos a la Universidad de Yale como un regalo nacional. En enero de 2009, el entonces primer ministro Wen Jiabao visitó España y regaló la Biblioteca de Clásicos Chinos al Instituto Cervantres de Madrird; en octubre de 2011, el primer ministro Li Keqiang visitó la República Popular Democrática de Corea y regaló la Biblioteca de Clásicos Chinos a la Universidad Kim Il Sung. Durante la Feria del Libro de Londres en abril de 2012, el camarada Li Changchun presentó la Biblioteca de Clásicos Chinos al Instituto Confucio de la Universidad de South Bank en Londres, Reino Unido, y al visitar Indonesia, Australia, Corea del Sur, Singapur y otros países, optó por usar la Biblioteca de Clásicos Chinos como regalo; por su parte, la camarada Liu Yandong también tomó como regalo a la Biblioteca de Clásicos Chinos en su visita a los Estados Unidos y la presentó a la Biblioteca Británica en la ceremonia de apertura de la Feria del Libro de Londres en abril de 2012.

Especialmente en septiembre de 2014, el presidente Xi Jinping regaló al gobierno de Sri Lanka 188 volúmenes de 100 variedades de versión chino-inglesa de la Biblioteca de Clásicos Chinos. En mayo de 2015, durante la gira por cuatro países de América del Sur, el primer ministro del Consejo de Estado Li Keqiang obsequió al presidente de Colombia un conjunto completo de libros en español de la Biblioteca de Clásicos Chinos, promoviendo aún más la práctica exitosa de la Biblioteca de Clásicos Chinos hacia el mundo.

3

Recordando los 25 años de historia y resumiendo nuestra

experiencia, es para mejorar el trabajo en la tercera fase del proyecto de la Biblioteca de Clásicos Chinos, el proyecto "la Franja y la Ruta".

Si la versión chino-inglesa y la versión multilingüe son el primer y el segundo pico de la Biblioteca de Clásicos Chinos, respectivamente, la versión de comparación entre chino e idiomas a lo largo de "la Franja y la Ruta" es el tercer pico de la obra, con la participación de más de 30 editoriales.

Todavía hay un largo camino por recorrer, y los pasos para continuar hasta el tercer pico de la Biblioteca de Clásicos Chinos ya se han tomado. La cultura es la sangre de una nación y el hogar espiritual del pueblo. El poder blando de la cultura encarna la cohesión y la vitalidad de un país en función de su cultura, así como el atractivo y la influencia que genera. Hoy heredamos el espíritu de la antigua Ruta de la Seda de China, lo llevamos adelante, combinamos el desarrollo de nuestro país con el desarrollo de los países a lo largo de "la Franja y la Ruta", aprendemos unos de otros a través de las civilizaciones y compartimos los corazones de las personas, dando a la antigua Ruta de la Seda un nuevo significado de la era. En esta situación general, la implementación de la traducción y publicación de las versiones en los idiomas de los países a lo largo de "la Franja y la Ruta " es una opción histórica para la Biblioteca de Clásicos Chinos en la nueva era y nuestra contribución para mejorar el poder blando de la cultura china. En la actualidad, el proyecto "la Franja y la Ruta" de la Biblioteca de Clásicos Chinos ha sido identificado como un proyecto financiado por el Fondo Nacional de Publicaciones en 2019. Debemos llevar adelante la buena tradición de diseño fino y labor cuidadoso, tener en cuenta nuestra misión, cumplir con la confianza de nuestros predecesores, sin frustrar las expectativas de nuestros lectores. Llevaremos esta brillante causa hasta el final, "con gran entusiasmo patriótico, amplia visión del mundo y rigurosa actitud científica".

1 de octubre de 2019
Beijing

前　言

　　针灸是中医在国外最知名的一种疗法，这是因为针灸在临床应用上所需设备简单，疗效好，临床安全性高。它的许多理论支持，如穿刺和针法、经络理论、腧穴学等，都可以在《难经》中找到其依据和解释。但这并不意味着它只是一部针灸学著作，因为在许多章节中几乎全部篇幅都在阐述诊断方面的内容，特别是脉象、脏腑理论、病理等，这些都是中医基本理论的典型内容。

　　该书的全称为《黄帝八十一难经》，通称为《难经》，即疑难之经或问难之典。西文译名通常从英文译名直译为《医学疑难问题经典》[1, 2]。

　　该书的成书时间至少是在《黄帝内经》第一部典籍的大部分内容完成之后，在张仲景生活的时代之前，也就是公元二世纪。《内经》是一部综合性、融合性的典籍，需要花上几个世纪的时间才能完成，因此有人认为《内经》的创作时期是从战国末期到秦汉时期之间，也就是从公元前四世纪一直到公元后初年。关于《难经》，最能确定的是它写于汉朝时期，即公元前206年至公元220年。在唐朝，人们认为它为扁鹊所作。我把扁鹊称作"神医"，他走遍天下，其神奇的医术令世人叹为观止。然而，中国的第一位史学家，也是第一个为扁鹊作传的作者——司马迁，在他的《史记》中并没有提到扁鹊的任何著作，更没有提到著名的《难经》。班固所作《汉书》是继《史记》之后中国古代又一部重要史书，其中也没有提到扁鹊曾写过《难经》。《伤寒论》和《隋书·经籍志》

1　汉英、汉法、汉德、汉日、汉俄字典编委会，《汉英医学大辞典》。人民卫生出版社，第五版。北京，1995。

2　张有德，李伟，郑敏，《汉英中医大辞典》《辞海》。山西人民出版社。太原，中华人民共和国，1995。

是最早提到《难经》的典籍，但却并未提起扁鹊是其作者。

据马伯英[1]所说，这部著作问世的时期与《内经》相距不远，并且"它很可能是由与《内经》作者所属不同学派的人士撰写的，这个学派对《内经》进行了补充和发展，最终形成了《难经》"。但在唐代，杨玄操《难经注》和《旧唐书·经籍志》中提出扁鹊是《难经》的作者。关于作者的争论一直持续到 20 世纪，在王吉民与伍连德[2]合著的第一部以英文出版的中医史书籍中，王指出："此言是三国时期的太医令吕广所留，最完整的作品应出自明代滑寿之手。"

随着时间的流逝，这部作品在历史的长河中留下了自己的印记。三国时期，吴国的吕广或许是使这部作品免于失传的人。这位彼时的名医又名吕博，他撰写了或许是第一部专门解释《难经》的书，即《难经注解》；此外，他还著有《玉匮针经》、《金韬玉鉴经》等作品，可惜和其他几千部著作一样，如今都已失传。

《难经》被认为是第一部有注解的中医著作，而最早开始对这部著作进行注释的人正是吕博，自此以后我们可以看到共有超过 415 部专门对《难经》中的段落进行解释和分析的作品。

在盛唐时期，杨玄操提出《难经》为扁鹊所作，并写了《难经注》，也被称为《黄帝八十一难经注》，共有五卷。这是第一部评论和解释《难经》的作品，并补充了吕广未曾解释完全的部分。

丁德用是 11 世纪北宋的名医，他有两部重要著作:《难经补注》（共五卷），和《伤寒慈济集》。

与其同朝代的杨康侯著有《十产问》、《护命方》及《通神论》。其中关于临床应用的内容，就受到了《难经》不小的影响。

宋代的虞庶，先习儒，后弃儒习医，在 1064–1069 年间撰写

---

1 张有德，李伟，郑敏，《汉英中医大辞典》《辞海词典》。山西人民出版社。太原，中华人民共和国，1995。马伯英，260。

2 王吉民，伍连德，《中医史》，59 页。

了《注难经》，一共五卷。该书不幸失传，后来王维一与王九思将其辑录于《难经集注》中。

同样来自宋代的还有庞安时（1042–1099年），他是北宋名医，自幼随父学医，但不幸失聪，后致力于分析经典著作。他为伤寒研究做出了巨大的贡献，特别是补充了一些张仲景在其著作中没有写到的药方。在脉学方面，他在深入研究了《难经》的内容后撰写了《难经介义》一书，认为要做好脉学研究，必须把从脉口获得的信息与颈动脉的脉搏信息结合起来。

金元时期有位纪天锡，15岁就考取了医学博士。他对《难经》进行汇编，撰有《集注难经》。遗憾的是，历史上没有更多关于他或其作品的记载。

当时的许多大家也对《难经》颇有研究。比如在12世纪，张元素写了《药注难经》一书。在这一时期，袁淳甫也写了著名的《难经注》。此外，同一时期的作品还有谢缙孙的《难经解》。遗憾的是，对于这后两个作品，除了题目之外我们无法获得更多的信息。

在元代，当时的医学巨匠滑寿著有一部研究《难经》的重要典籍：《难经本义》。该书于1366年问世，共分为两卷。滑寿，字伯仁，著有《十四经发挥》，该书对《难经》进行了重要收录；此外，他还留下了《素问钞》和《诊家枢要》两部重要著作。

由明代王九思辑录，宋代王惟一撰写的《难经》集注本是最具影响力的集注本之一（王惟一更为出名的作品是《铜人腧穴针灸图经》）。这本集注共13卷，收录了三国时期的吕广、唐代的杨玄操和北宋的丁德用、杨康侯、虞庶的注文。该书按次序介绍了脉诊、经络、脏腑、病理、腧穴、针法等诊疗手段。

生活在十五世纪的熊宗立是一位文学家、医生，也通卜术，除了几本医书外，他还于1438年撰写了《勿听子俗解八十一难经》[1]。这部作品的特点是绘有对《难经》本文疏义之图解28幅，此外还对《难经》原文逐条做注。该书现存于日本。

张世贤是明朝另一位着力解释《难经》的医生，他除了撰写其他配图书籍外，还在1501年写出《图注难经》，共有八章。

清朝时，某僖于1669年撰写了《难经直解》一书，共两卷。它的主要内容以滑寿的作品为基础，并在此基础上做出自己的解释和说明。毫无疑问，该书亦是帮助我们了解《难经》的主要资料之一。

另有一位名叫丁锦的医生，生活于十七至十八世纪之间，原籍上海，生平事迹不详，只有一部作品留世，即于1738年成书的《古本难经阐注》，共有四卷。该书作出了一些不同的校释，特别是把《内经》和《难经》联系起来阐释。对于一些疾病，他有自己独到的见解。

同样是在清朝（1756年），黄元御发表了在当时最重要的一部研究《难经》的著作:《难经悬解》，它由两卷组成，对其中与《内经》相关的许多内容做了广泛的阐释。

本朝的另一个人物无疑是徐大椿（字灵胎），他在1764年撰写了《难经经释》等一系列医学著作。他在书中对《难经》和《内经》的内容进行了对比。徐氏是当时的一位名医，曾多次为皇帝诊治。另外他在天文、水文等领域的知识也很丰富，同时也是一位诗人和文学家。他的这些学识在当时其他一些经典医书中也有记载。

清朝末年，最重要的《难经》注本之一是叶霖于1895年写的《难经正义》，共六卷。他认为，行医之道的前提是对经典著作有深厚的了解。此外，他还对《难经》的注解进行了总结，并将其内容与《内经》进行了比较。

胡伯特博士还将本书翻译成德语。

1　"勿听子"是熊宗立的别名。

关于本书内容的说明：

本书共分六章，论述了分类明确的几大问题。

– 第一章论述了脉学的基本理论基础。

– 第二章研究了经络的有关内容。

– 第三章对脏腑理论的细节进行了重要的补充。

– 第四章研究了病理学的基本课题。

– 第五章为许多传统病理概念提供了支撑。

– 第六章为针灸治疗提供了理论支持。

本书与《内经》不同，是以问答的方式来写的，但并不是由黄帝来提出问题，也没有提到是谁来回答这些问题。每一个"疑难"都按顺序列出，下面可能有一个或多个问题，也有相应的答案。其内容广泛，填补了多项理论空白，自成书以来，对中医的发展产生了非常重要的影响。

根据南京中医学院编写的《难经校释》一书，每个"疑难"都有一个标题。该校释的基础版本是元代名医滑寿于 1366 年所编纂的《难经本义》。

翻译这样一部年代久远的作品，必须同时依靠历史和现今的研究资料。我主要依据的两部作品是我的老师烟建华写的《难经》，以及他的老师王洪图所著《难经校释》。

我尽量使译文体现作品的原意。但是，为了使译文的意思更通顺，我增添了一些句子。为了便于理解，我还附上了一些注解。

在每一章的开头，我都加上了一个导言，综合了其中所包含的"疑难"的内容，但是，我并不打算也不能让它替代原书的内容。

在其中几个"疑难"中，我加上了一些便于研究的表格，在一些章节中，我增加了一些对原文内容的评论。为了不转移人们对原有内容的注意力，我尽量不增添太多新内容。

建议尽量完整地阅读书中内容，并标出最重要、最有趣的点。

这样就可以在需要的时候查找资料，从而及时为一些临床、学术、历史等方面的问题找到理论支撑。

　　和所有的经典著作一样，这本著作是不该读完就忘的，它的内容每读一遍都会让人有新发现。所以我建议每一个致力于中医，特别是针灸领域的人经常复习这本著作。

罗伯特·冈萨雷斯

Introducción

La acupuntura es la rama terapéutica de la medicina tradicional china más conocida fuera de China, esto es por lo sencillo del equipo necesario para su aplicación en la clínica, por su efectividad y seguridad clínica. Mucho de su sustento teórico, como son las técnicas de punción y manipulación, la teoría de canales y colaterales, de puntología（腧穴学 *shu xue xue*）, encuentran su simiente y explicación en el *Nanjing*. No signifique que sea sólo una obra de acupuntura, pues muchos capítulos están casi exclusivamente dedicados a dilucidar muchos aspectos diagnósticos en particular del pulso, la teoría de órganos y vísceras, patología, propios de la teoría básica de la MTC.

El Canon de las 81 Dificultades del Emperador Amarillo（黄帝八十一难经 *huangdi ba shi yi nan jing*）es el nombre completo de esta obra, que habitualmente se le conoce sólo como 难经 *Nan jing*, el canon de las dificultades o el clásico de las dificultades. Por lo general, del inglés se traduce como *El Clásico de los Problemas Médicos*[1,2].

Este libro surge después de haberse escrito por lo menos gran parte del *Primer Canon del Emperador Amarillo*, *Neijing*, y

---

1 Comisión de Diccionarios Chino-Inglés, Chino-Francés, Chino-Alemán, Chino-Japonés, Chino-Ruso, *The Chinese English Medical Dictionary*（汉英医学大辞典）. Ren min wei sheng chu ban she, 5ª ed:,, Beijing, 1995.

2 张有德 Zhang Youde, Li Wei y Zheng Min. *Chinese-English Chinese Traditional Medicine*（汉英中医大辞典）. *Word-Ocean Dictionary*. Shanxi ren min chu ban she. Taiyuan, República Popular de China, 1995.

previo a la época en que vivió 张仲景 Zhang Zhongjing, esto es, en el siglo II d. C. El 内经 *Neijing* es un volumen sintético y sincrético que requirió varios siglos para completarse; por eso se piensa que se inicia desde el periodo final de los Reinos Combatientes hasta el periodo de las dinastías Qin y Han, el cual puede extenderse desde el siglo IV a. C. hasta los albores de nuestra era. Respecto al *Nanjing*, lo más certero que se puede decir es que fue escrito en el periodo de la dinastía Han, que comprende desde el año 206 a. C. hasta el 220 d. C. Durante la dinastía Tang, se consideraba que había sido escrito por 扁鹊 Bian Que, aquel médico que he denominado "mágico", quien viajó por todos los reinos y sorprendió al mundo con la magia de la medicina. Sin embargo, el primer historiador de China, el primer biógrafo de Bian Que, 司马迁 Sima Qian, en su libro *Crónicas del Historiador* (史记 *shi ji*) no hace referencia alguna a la producción de algún libro de él y menos aún del conocido *Nanjing*. 班固 Ban Gu, quien escribió la segunda obra de la historia, *El Libro de la Dinastía Han* (汉书 *han shu*) tampoco refiere que Bian Que haya escrito el *Nanjing*. En *El tratado de Criopatología* (伤寒论 *shang han lun*) 张仲景 Zhang Zhongjing y en el capítulo sobre los clásicos del *Libro de la Dinastía Sui* (随书 - 经籍志 *sui shu-jing ji zhi*), que son los primeros volúmenes que hacen referencia al *Nanjing*, no se comenta nada acerca de Bian Que como autor.

Según el decir de 马伯英 Ma Boying[1], esta obra se publicó en un periodo no muy alejado del *Neijing* y "es probable que la haya escrito una escuela doctrinaria diferente de la que escribió el *Neijing*, que la completó y desarrolló, formando el *Nanjing*". Sin embargo, durante la dinastía Tang, 杨玄操 Yang Xuancao, en su libro *Explicaciones sobre el Nanjing* (难经注 *nan jing zhu*) y en el capítulo acerca de los *Clásicos del Libro Antiguo de*

---

1   张有德 Zhang Youde, Li Wei y Zheng Min. *Chinese-English Chinese Traditional Medicine* (汉英中医大辞典) . *Word-Ocean Dictionary*. Shanxi ren min chu ban she. Taiyuan, República Popular de China, 1995. 马伯英 Ma Boying, 260.

la Dinastía Tang（旧唐书 - 经籍志 *jiu tang shu – jing ji zhi*）
menciona a Bian Que como el autor del *Nanjing*. Esta forma de
ubicar al autor de la obra aparece hasta el siglo XX en Wong–Wu[1],
primer libro publicado sobre historia de la medicina tradicional
china en inglés. Wong señala: "Los comentarios fueron hechos
por 吕广 Lü Guang, médico del Periodo de los Tres Reinos. La
obra más completa es la de 滑寿 Hua Shou, de la dinastía Ming."

A manera de reseña histórica, la obra ha pasado a lo largo de
los tiempos dejando huella; durante el Reino Wu del periodo de los
Tres Reinos, 吕广 Lü Guang fue probablemente quien permitió
que este libro no se perdiera. Este famoso médico de su tiempo,
también conocido como 吕博 Lü Bo, escribió probablemente el
primer volumen dedicado a explicar el contenido del *Nanjing*,
es decir, *Comentarios y Explicación del Nanjing*（难经注解 *nan
jing zhu jie*）; además, escribió otras obras como *El Clásico de
Acupuntura de la Caja de Jade*（玉匮针经 *yu kui zhen jing*）y *El
Clásico del Espejo de Jade de Jin Tao*（金韬玉鉴经 *jin tao yu
jian jing*）, pero desgraciadamente se extraviaron, al igual que
miles de obras.

El *Nanjing* es considerado como la primera obra de la MTC
en ser explicada, y el primero que inició la exégesis de esta obra
fue justamente Lü Bo, a partir de aquí se tiene un registro de más
de 415 obras dedicadas a la explicación y análisis de pasajes del
Nanjing.

Durante la próspera dinastía Tang, 杨玄操 Yang Xuancao,
como se ha mencionado, se adjudicó a Bian Que la autoría de este
libro y escribió la obra *Comentarios del Nanjing*（难经注 *nan jing
zhu*）, conocido también como *Explicación de las 81 Dificultades
del Emperador Amarillo*（黄帝八十一难经注 *huang di ba shi
yi nan jing zhu*）que consta de cinco volúmenes. Es el primer
volumen que comenta o hace las anotaciones y explicaciones, así
como aquello que no comentó o dejó incompleto 吕广 Lü Guang.

43

Durante la dinastía Song destaca 丁德用 Ding Deyong, quien fue un famoso médico de la dinastía Song del Norte en el siglo XI. A él se atribuyen dos libros importantes: *Anotaciones Agregadas al Clásico de las Dificultades*（难经补注 *nan jing bu zhu*）, que consta de cinco volúmenes, y *Colección de Curaciones del Tratado de Criopatología*（伤寒慈济集 *shang han ci ji ji*）.

De esa dinastía, 杨康侯 Yang Kanghou, en sus libros *Diez Problemas de Obstetricia*（十产问 *shi chan wen*）, *Las Fórmulas para Salvar la Vida*（护命方 *hu ming fang*）y *Las Fórmulas Mágicas* （通神论 *tong shen lun*）, muestra la gran influencia del contenido del *Nanjing* en su aplicación clínica.

De la misma época también destaca 虞庶 Yu Shu, quien después de ser monje budista fue médico y entre 1064–1069 escribió la obra *El Nanjing Explicado*（注难经 *zhu nan jing*）, que también constaba de cinco volúmenes. Desgraciadamente esta obra se perdió, pero luego la rescataron 王惟一 Wang Weiyi y 王九思 Wang Jiusi en el libro *Compilación de Explicaciones del Nanjing*（难经 集注 *nan jing ji zhu*）.

También de la dinastía Song se encuentra 庞安时 Pang Anshi (1042–1099), médico famoso de la dinastía Song del Norte, quien desde niño estudió medicina con su padre, pero desgraciadamente quedó sordo y se dedicó a analizar las obras clásicas. Hizo grandes contribuciones a la criopatología y en especial agregó algunas fórmulas que Zhang Zhongjing no describe en su obra. En el campo de la pulsología hizo una importante investigación del contenido del *Nanjing* y escribió el libro *Explicación del Significado del Nanjing*（难经介义 *nan jing jie yi*）, en la cual consideraba que para hacer una adecuada investigación del pulso era necesario combinar la información obtenida de la boca del pulso con la del pulso de la arteria carótida.

Del periodo de las prolíficas dinastías Jin y Yuan se pierde en la historia 纪天锡 Ji Tianxi, un personaje que a los 15 años obtuvo el grado de doctor en medicina y que se sabe hizo una recopilación del *Nanjing* conocida como 集注难经 (*ji zhu nan jing*). Desgraciadamente, no se tiene más información de él ni de su obra.

Los grandes maestros de aquel tiempo también dedicaron su esfuerzo a estudiar el *Nanjing*, por ejemplo: en el siglo XII, 张元素 Zhang Yuansu escribió *La Explicación con Medicamentos del Clásico de las Dificultades* (药注难经 *yao zhu nan jing*) . También se registra en estas dinastías a 袁淳甫 Yuan Chunfu, quien escribió un libro conocido como *Explicación del Clásico de las Dificultades* (难经注 *nan jing zhu*) . Además, de la misma época se conoce la obra *Descripción del Clásico de las Dificultades* (难经解 *nan jing jie*) , escrita por 谢缙孙 Xie Jinsun. Para mala fortuna, de estas dos últimas obras no se tiene más información que su nombre.

De la dinastía Yuan, uno de los grandes exponentes de la medicina de su tiempo, 滑寿 Hua Shou, escribió uno de los libros fundamentales para estudiar nuestra obra: *El Significado Genuino del Canon de las Dificultades* (难经本义 *nan jing ben yi*) , publicado en 1366 y que consta de dos volúmenes. Hua Shou, 滑伯仁 Hua Boren, destaca por su obra *El Desarrollo de los 14 Canales* (十四经发挥 *shi si jing fa hui*) y es uno de los más importantes revisores de *Nanjing*; además, este autor legó otros dos volúmenes importantes, como *La Transcripción del Suwen* (素问钞 *su wen chao*) y *Elementos Fundamentales del Diagnóstico* (诊家枢要 *zhen jia shu yao*) .

Una de las obras más relevantes de explicación data de la dinastía Ming, publicada por 王九思 Wang Jiusi y aparentemente compilada por 王惟一 Wang Weiyi, perteneciente a la dinastía Song (este doctor es más conocido por su libro *Manual Ilustrado de Puntos de Acupuntura y Moxibustión del Hombre de*

Bronce（铜人腧穴针灸图经 *tong ren shu xue zhen jiu tu jing*）. Dicha obra consta de 13 volúmenes que contiene las anotaciones y explicaciones hechas por 吕广 Lü Guang del Periodo de los Tres Reinos, de 杨玄操 Yang Xuancao de la dinastía Tang y de 丁德用 Ding Deyong, 杨康侯 Yang Kanghou y 虞庶 Yu Shu de la dinastía Song del Norte. En el libro mencionado se hace una exposición ordenada del diagnóstico mediante el pulso, canales y colaterales, órganos y vísceras, patología, puntología, técnicas de punción, etcétera.

En el siglo XV destaca 熊宗立 Xiong Zongli, un literato, médico y especialista en las técnicas de la adivinación, quien escribió además de varios libros de medicina, el conocido como *Popularización y Explicación del Clásico de las Dificultades de Wu Tingzi* [1]（勿听子俗解八十一难经 *wu ting zi su jie ba shi yi nan jing*）, publicado en 1438. La característica de esta obra son las 28 gráficas para explicar algunos conceptos fundamentales del clásico de las dificultades, además de hacer anotaciones de los diversos revisores del *Nanjing*. Esta obra actualmente se encuentra en Japón.

Otro de los médicos de esta dinastía que dedicó su ciencia a explicar nuestro libro fue 张世贤 Zhang Shixian, quien, además de escribir otros volúmenes ilustrados, publicó en 1501 la obra *Explicación Gráfica del Clásico de las Dificultades*（图注难经 *tu zhu nan jing*）, que consta de ocho capítulos.

Durante la dinastía Qing, en 1669 se publicó el libro *Verdadera Explicación del Clásico de las Dificultades*（难经直解 *nan jing zhi jie*）, escrito por 某僖 Mou Xi y que consta de dos volúmenes. Su principal contenido se basa en la obra de Hua Shou y sobre ésta hace su propia interpretación y explicación; sin duda, es uno de los volúmenes principales que permite entender este material.

1　Wu Tingzi es el nombre alternativo de Xiong Zongli.

Otro médico que se ubica entre los siglos XVII y XVIII es 丁锦 Ding Jin, de quien se sabe que fue un médico originario de Shanghai; sin embargo, se desconocen más detalles de su vida, sólo se tiene una obra de él: *Aclaraciones de las Ediciones Antiguas sobre el Clásico de las Dificultades*（古本难经阐注 *gu ben nan jing chan zhu*）, publicada en 1738 y que consta de cuatro volúmenes. En ella se encuentran algunas anotaciones diferentes y en especial hace un acercamiento entre el *Neijing* y el *Clásico de las Dificultades*. Respecto a algunas patologías tiene opiniones muy particulares.

También durante la dinastía Qing (1756), 黄元御 Huang Yuan yu publicó uno de los libros más importantes de su época que estudia nuestra obra: *Difusión y Explicación del Clásico de las Dificultades*（难经悬解 *nan jing xuan jie*）, consta de dos volúmenes y da una amplia explicación de muchos de los aspectos relacionados con el *Neijing*.

Otro de los personajes de esta dinastía es sin duda 徐大椿 Xu Dachun（también conocido como 徐灵胎 Xu Lingtai）, quien en 1764 publicó una colección de obras médicas, entre la que se encuentra *Explicación Clásica del Clásico de las Dificultades*（难经经释 *nan jingjing shi*）. En ella el autor hace una comparación entre el contenido del *Nanjing* y el *Neijing*. Xu fue un médico muy destacado en su tiempo e incluso atendió al emperador en varias ocasiones; además, se le reconoce por sus grandes conocimientos en los campos de la astronomía y la hidrología, y como poeta y literato. Asimismo, sus conocimientos se encuentran registrados en otros libros clásicos de la medicina de su tiempo.

De los últimos años de la dinastía Qing, una de las obras más importantes de interpretación del *Nanjing* es la escrita por 叶霖 Ye Lin, conocida como *La Correcta Interpretación del Clásico de las Dificultades*（难经正义 *nan jing zheng yi*）, publicada en 1895 y que consta de seis volúmenes. Para hacer una adecuada práctica médica, arguementaba que era necesario tener un profundo conocimiento de los clásicos; además, hizo un resumen de las anotaciones sobre el *Clásico de las Dificultades* y una comparación entre el contenido de nuestra obra y el *Neijing*.

El Dr. Hübotter tradujo este libro al alemán.

Consideraciones acerca del contenido del libro

El libro se divide en seis capítulos, que tratan temas generalmente bien identificados:

• En el capítulo 1 se hace una sustentación teórica fundamental sobre pulsología.

• En el 2 se examinan aspectos importantes sobre canales y colaterales.

• En el 3 se analizan algunos detalles que complementan de manera importante la teoría de órganos y vísceras.

• En el 4 se estudian temas esenciales sobre patología.

• En el 5 se da sustento a muchos conceptos de la patología tradicional.

• En el 6 se brinda apoyo teórico al tratamiento con acupuntura.

El libro está escrito con base en preguntas y respuestas, a diferencia del *Neijing*; además, no es el Emperador Amarillo quien hace las preguntas, ni se menciona quien las responde. Cada "dificultad" va enumerada y puede tener una o varias preguntas e igual número de respuestas. Su contenido es amplio y llena varios huecos teóricos que desde que se escribió han influido de manera muy importante en la evolución de la medicina tradicional china.

A cada dificultad se le ha dado un título, tomando como base

el libro *Explicación del Nanjing*（难经校释 *nan jing jiao shi*），
escrito por la Universidad de Medicina Tradicional China de
Nanjing. La versión básica de este volumen fue la obra conocida
como *El Significado Genuino del Canon de las Dificultades*（难
经本义 *nan jing ben yi*），compilado y analizado por 滑寿 Hua
Shou (1366), medico famoso de la dinastía Yuan.

En toda traducción de una obra tan antigua, es necesario
apoyarse en la interpretación de los estudios hechos a lo largo
de la historia y en la actualidad. Las dos obras en las que me he
basado principalmente son: *El Canon de las Dificultades*（难经
nan jing），escrito por mi maestro 烟建华 Yan Jianhua y su maestro
王洪图 Wang Hongtu, y el libro *Explicación e Interpretación del
Nanjing*（难经校释 *nan jing jiao shi*）.

He tratado que la traducción refleje el sentido original de
la obra; sin embargo, para dar más significado a lo escrito en
el original, he agregado algunas frases. Asimismo he incluido
algunas notas de página para facilitar su comprensión.

Al inicio de cada capítulo he colocado una introducción que
sintetiza el contenido de las dificultades incluidas en él; empero,
no pretendo ni se puede tomar como sustituto del contenido.

En varias dificultades agregué algunas tablas que facilitan
el estudio del tema y en algunos apartados añadí algunos
comentarios acerca del contenido. No he querido abundar mucho
en ellos para no desviar la atención sobre el contenido original.

Lo recomendable es hacer una lectura lo más completa
posible y marcar los puntos más importantes e interesantes.
Esto permite buscar la información cuando sea necesario
para sustentar teóricamente algún aspecto clínico, académico,
histórico, etcétera.

大
中
华
文
库

前

言

Como toda obra clásica esta no es para leerse y olvidarse de ella, y su contenido nos revela información variada en cada vez lo leemos de nuevo. Recomiendo que sea revisada frecuentemente por todo aquel que se dedique a la MTC y particularmente a la acupuntura.

Roberto González

目　录

第一章

一难	4
二难	8
三难	12
四难	16
五难	22
六难	24
七难	26
八难	30
九难	34
十难	36
十一难	40
十二难	42
十三难	46
十四难	54

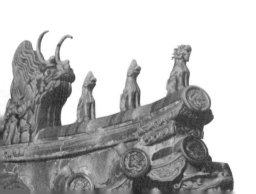

ÍNDICE

Capítulo 1   1

Primera dificultad   5

Segunda dificultad   9

Tercera dificultad   13

Cuarta dificultad   17

Quinta dificultad   23

Sexta dificultad   25

Séptima dificultad   27

Octava dificultad   31

Novena dificultad   35

Décima dificultad   37

Undécima dificultad   41

Duodécima dificultad   43

Decimotercera dificultad   47

Decimocuarta dificultad   55

十五难　　　　　　　　　68

十六难　　　　　　　　　84

十七难　　　　　　　　　92

十八难　　　　　　　　　96

十九难　　　　　　　　　110

二十难　　　　　　　　　116

二十一难　　　　　　　　120

二十二难　　　　　　　　122

第二章

二十三难　　　　　　　　132

二十四难　　　　　　　　140

二十五难　　　　　　　　148

二十六难　　　　　　　　152

二十七难　　　　　　　　156

二十八难　　　　　　　　160

二十九难　　　　　　　　166

第三章

三十难　　　　　　　　　178

三十一难　　　　　　　　184

三十二难　　　　　　　　192

三十三难　　　　　　　　194

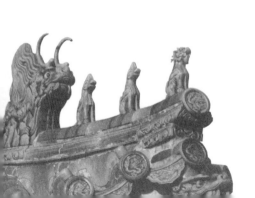

Decimoquinta dificultad	69
Decimosexta dificultad	85
Decimoséptima dificultad	93
Decimoctava dificultad	97
Decimonovena dificultad	111
Vigésima dificultad	117
Vigesimoprimera dificultad	121
Vigesimosegunda dificultad	123
Capítulo 2	129
Vigesimotercera dificultad	133
Vigesimocuarta dificultad	141
Vigesimoquinta dificultad	149
Vigesimosexta dificultad	153
Vigesimoséptima dificultad	157
Vigesimoctava dificultad	161
Vigesimonovena dificultad	167
Capítulo 3	175
Trigésima dificultad	179
Trigesimoprimera dificultad	185
Trigesimosegunda dificultad	193
Trigesimotercera dificultad	195

三十四难　　　　　　　200

三十五难　　　　　　　206

三十六难　　　　　　　210

三十七难　　　　　　　214

三十八难　　　　　　　220

三十九难　　　　　　　226

四十难　　　　　　　　232

四十一难　　　　　　　236

四十二难　　　　　　　238

四十三难　　　　　　　246

四十四难　　　　　　　248

四十五难　　　　　　　252

四十六难　　　　　　　256

四十七难　　　　　　　258

第四章

四十八难　　　　　　　264

四十九难　　　　　　　268

五十难　　　　　　　　284

五十一难　　　　　　　288

五十二难　　　　　　　292

五十三难　　　　　　　296

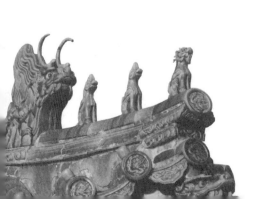

Trigesimocuarta dificultad 201

Trigesimoquinta dificultad 207

Trigesimosexta dificultad 211

Trigesimoséptima dificultad 215

Trigesimoctava dificultad 221

Trigesimonovena dificultad 227

Cuadragésima dificultad 233

Cuadragesimoprimera dificultad 237

Cuadragesimosegunda dificultad 239

Cuadragesimotercera dificultad 247

Cuadragesimocuarta dificultad 249

Cuadragesimoquinta dificultad 253

Cuadragesimosexta dificultad 257

Cuadragesimoséptima dificultad 259

Capítulo 4 261

Cuadragesimoctava dificultad 265

Cuadragesimonovena dificultad 269

Quincuagésima dificultad 285

Quincuagesimoprimera dificultad 289

Quincuagesimosegunda dificultad 293

Quincuagesimotercera dificultad 297

五十四难   300

五十五难   302

五十六难   306

五十七难   314

五十八难   318

五十九难   326

六十难   330

六十一难   334

第五章

六十二难   342

六十三难   344

六十四难   346

六十五难   350

六十六难   352

六十七难   358

六十八难   362

第六章

六十九难   370

七十难   372

七十一难   376

七十二难   380

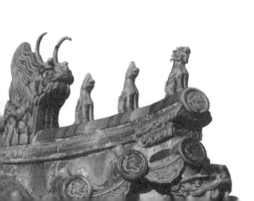

Quincuagesimocuarta dificultad 301

Quincuagesimoquinta dificultad 303

Quincuagesimosexta dificultad 307

Quincuagesimoséptima dificultad 315

Quincuagesimoctava dificultad 319

Quincuagesimonovena dificultad 327

Sexagésima dificultad 331

Sexagesimaprimera dificultad 335

Capítulo 5 339

Sexagesimasegunda dificultad 343

Sexagesimatercera dificultad 345

Sexagesimacuarta dificultad 347

Sexagesimaquinta dificultad 351

Sexagesimasexta dificultad 353

Sexagesimaséptima dificultad 359

Sexagesimaoctava dificultad 363

Capítulo 6 367

Sexagesimanovena dificultad 371

Septuagésima dificultad 373

Septuagesimoprimera dificultad 377

Septuagesimosegunda dificultad 381

七十三难 382

七十四难 384

七十五难 388

七十六难 392

七十七难 394

七十八难 396

七十九难 400

八十难 404

八十一难 406

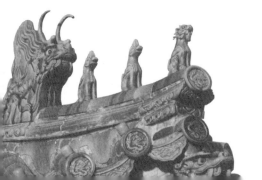

Septuagesimotercera dificultad 383

Septuagesimocuarta dificultad 385

Septuagesimoquinta dificultad 389

Septuagesimosexta dificultad 393

Septuagesimoséptima dificultad 395

Septuagesimoctava dificultad 397

Septuagesimonovena dificultad 401

Octogésima dificultad 405

Octogesimoprimera dificultad 407

Posdata 411

Bibliografía 414

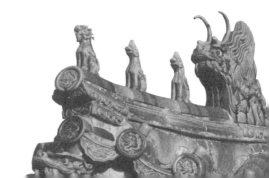

BIBLIOTECA DE
CLÁSICOS CHINOS

1

Capítulo 1

Pulsología

Este capítulo incluye de la primera a la vigesimosegunda dificultad. Se explican los elementos más importantes de la pulsología, en particular la teoría básica y las características principales del pulso normal y anormal. Además se explica lo más relevante de la técnica de tomar el pulso en la región de la boca del pulso（寸口 *cun kou*）; asimismo se hace la clasificación de las tres regiones del pulso en yin–yang, las dimensiones que hay a lo largo del lugar donde se toma el pulso, así como su localización, clasificación y relación con los canales de los órganos y vísceras, sin dejar de mencionar la presión que debe realizarse para evaluar las diferentes profundidades del pulso.

El fundamento teórico de la pulsología asegura que mediante la evaluación del pulso de la arteria radial se tiene uno de los recursos más importantes para el diagnóstico de las enfermedades, sitio de la "gran reunión de los vasos"（脉之大会 *mai zhi da hui*）, de confluencia de la energía de los 12 canales o, dicho de otra forma, de la energía de los órganos y las vísceras. Como otro aspecto importante refiere que la región chi–proximal es la raíz de la energía de los órganos y vísceras, o ahí se refleja "la fuente de generación de la energía".

Respecto a lo normal y anormal del pulso, explica que el pulso normal refleja la presencia de la energía del estómago（胃气 *wei qi*）, y su comportamiento sigue los cambios en concordancia con las cuatro estaciones; éste es uno de los aspectos básicos para diferenciarlo del pulso anormal. Por su parte, el pulso anormal puede estudiarse de acuerdo con los 10 cambios: entre otros, pulso interrumpido, pulso lesionado, pulso rápido y lento que se presenta en las enfermedades por frío y calor; también establece, la relación entre el pulso y las manifestaciones clínicas, el pulso con el cambio de tinte facial, y la utilidad de evaluarse para determinar el pronóstico.

Éste es uno de los documentos más importantes que sustenta las bases de investigación de la pulsología, y surgen las bases que lo que desarrollará después y que los grandes eruditos de la medicina tomaron como base. Sin los conocimientos que aquí aparecen seguramente no hubieran desarrollado sus obras como lo hicieron.

La obra de 张仲景 Zhang Zhongjing no se puede ubicar sin una base teórica del pulso como se desarrolla en este capítulo; menos aún el Canon del Pulso（脉经 *mai jing*）de 王叔和 Wang Shuhe, entre otros.

El espacio que se dedica al estudio de la pulsología, evidencia una vez más que en la época en que se escribió nuestro libro, los médicos sustentaban su diagnóstico principalmente a través de la información obtenida mediante la palpación y estudiodel pulso.

**BIBLIOTECA DE
CLÁSICOS CHINOS**

3

一难

曰：十二经皆有动脉，独取寸口以决五脏六腑死生吉凶之法，何谓也？

大中华文库

Primera dificultad

Principios para el diagnóstico de las enfermedades mediante
la toma del pulso en "la boca del pulso"[1]

Pregunta

Cada uno de los 12 canales tiene un sitio donde se puede tomar su
pulso[2], ¿Cuál es la razón de que sólo con tomar el pulso en la "boca del
pulso" sobre la arteria radial se pueda determinar la enfermedad de los
cinco órganos y las seis vísceras, así como el pronóstico bueno o malo?

5

---

1   Boca del pulso 寸口 *cun kou*. 寸 *cun* significa pulgada y 口 *kou* boca. El sitio a lo largo de
    la arteria radial, tomando como punto medio la apófisis estiloides del radio, es de aproximada-
    mente 25 mm; el término 口 *kou*, además de significar boca, también indica comunicación e
    información. Así, 寸口 *cun kou*, en términos generales, sería el sitio de comunicación o inf-
    ormación del pulso, la cual se puede obtener mediante la toma del pulso.

2   En *El Significado Fundamental del Clásico de las Dificultades* (难经本义 *nan jing ben
    yi*) se afirma: "cada uno de los canales tiene uno o varios sitios donde palpar su pulso,
    por ejemplo: el Taiyin de la Mano palpita en 中府 *zhong fu*, 云门 *yun men*, 天府 *tian
    fu* y 侠白 *xia bai*; el Yangming de la Mano, pulsa en 合谷 *he gu* y 阳溪 *yang xi*, el
    Shaoyin de la mano en 极泉 *ji quan*; el Taiyang de la Mano pulsa en 天窗 *tian chuang*; el
    Jueyin de la Mano en 劳宫 *lao gong*; el Shaoyang de la Mano en 禾髎 *he liao*; el Taiyin
    del Pie en 箕门 *ji men* y 冲门 *chong men*; el Yangming del *pie* en 冲阳 *chong yang*, 大
    迎 *da ying*, 人迎 *ren ying* y 气冲 *qi chong*; el Shaoyin del Pie en 太溪 *tai xi* y 阴谷 *yin
    gu*; el Taiyang del Pie en 委中 *wei zhong*; el Jueyin del Pie en 太冲 *tai chong*, 五里 *wu
    li* y 阴廉 *yin lian*; y el Shaoyang del Pie pulsa en 下关 *xia guan* y 听会 *ting hui*.

然：寸口者，脉之大会，手太阴之脉动也。人一呼脉行三寸，一吸脉行三寸，呼吸定息，脉行六寸。人一日一夜，凡一万三千五百息，脉行五十度，周于身，漏水下百刻，荣卫行阳二十五度，行阴亦二十五度，为一周也，故五十度复会于手太阴。寸口者，五脏六腑之所终始，故法取于寸口也。

【点评】十二经都有脉动之处，各诊相应区域之病，故《内经》有全身遍诊法。唯《难经》独取寸口诊察全身疾病，这在理论和方法上都是一大突破。本难阐述其原理是手太阴肺经是气血运行的起始和终会之经，气血通过十二经流注五脏六腑，寸口又是该经脉动显明之处，且诊察方便，故选取为用。中医向来有诊局部以察全身之法，如面诊、目诊、鼻诊、耳诊、手诊等，与寸口脉诊同理。

中医独特的诊脉理法，长期以来，颇受质疑，而其义涵源流只能以中国文化背景中的医道医术来理解。盖寸口脉诊蕴含着天人、形神、心身整体观以及意象思维、主客一体思维、辩证思维的应用，并受理法方药贯通一体临证模式的检验，获取的是患者生物－心理以及与自然、社会环境乃至医者有关的综合信息，且用中医特有的脉象、脉位等方式表述出来，本质上是一种复杂的系统信息，以简单的解剖生理作解释当然莫明其妙，有必要深入研究。近来有全息论为之解说，可以参考。

Respuesta

La boca del pulso es el sitio de unión donde se refleja la energía de los canales, uno de los lugares donde se palpa el pulso del Taiyin de la Mano Canal del Pulmón. En condiciones normales en el hombre, por cada espiración la sangre recorre tres cun (a lo largo de los vasos sanguíneos) y por cada inspiración recorre otros tres cun; en el ciclo formado por una espiracióny una inspiración, la sangre recorre seis cun. Durante día y la noche, en condiciones normales el hombre tiene 13,500 ciclos respiratorios y la sangre en los vasos da un total de 50 ciclos a lo largo del cuerpo. Al transcurrir el día y la noche (el ciento de ratos en que se vacía el tonel de bronce a gotas), las energías ying alimenticia y wei de protección externa dan 25 ciclos en el día y 25 en la noche; en cada ciclo, 50 veces al día confluye en la "boca del pulso" ; así, ésta es el sitio de inicio y fin de la sangre y energía de los cinco órganos y las seis vísceras; por ello, el diagnóstico se puede efectuar con sólo hacer la evaluación del pulso en este sitio" .

二难

曰：脉有尺寸，何谓也？

Segunda dificultad

División de yin yang de las regiones donde se toma el pulso

Pregunta

En el sitio donde se encuentra el pulso hay nombres como 寸 *cun*[1]
y 尺 *chi*, ¿qué significado tiene estos términos?

---

1 Como se menciona en la primera dificultad, *cun* significa pulgada. 尺 *chi* es el equivalente
al 10 cun, es decir a un pie, como unidad de longitud anglosajona. 关 *guan* significa
tranca, atrancar, pero también punto fronterizo, aduana; así, es el punto que divide la
región de la pulgada, con la que se puede extender a lo largo de un pie.

然：尺寸者，脉之大要会也。从关至尺是尺内，阴之所治也；从关至鱼际是寸内，阳之所治也。故分寸为尺，分尺为寸。故阴得尺内一寸，阳得寸内九分，尺寸终始一寸九分，故曰尺寸也。

【点评】《内经》寸口没有分部，《难经》则将寸口分部以使之可行操作。其分部有两种，分为尺寸两部分便是其中一种。寸属阳、尺属阴，关只是一个界线（没有实际占位，与寸关尺之关不同），以诊全身之阴阳生理、病理，是《难经》阴阳脉法之一——尺寸诊法。

BIBLIOTECA DE
CLÁSICOS CHINOS

Respuesta

La distancia que hay entre la región 寸 *cun* y 尺 *chi* es el sitio de manifestación más importante del pulso. Entre ambas regiones se localizan la 关 *guan* (al nivel de la apófisis estilodes del radio); la cual 关 *guan* hasta el punto 尺泽 *chi ze* se considera la región *chi*, la cual representa aquello que se ubica dentro de yin. Desde la región 关 *guan* hasta el sitio donde se encuentra "la panza del pez" (en el centro de ésta se halla el punto 鱼际 *yu ji*[1] se considera la región *cun*, la cual implica aquello que se ubica dentro de yang. Sin embargo, la zona donde se toma el pulso no es necesario evaluarlo desde la región 关 *guan* hasta el sitio donde se encuentra en punto 尺泽 *chi ze*, sino que de la región 关 *guan* se toma un *cun* de distancia en sentido proximal para ubicar el estado de yin, y desde 关 *guan* en sentido distal nueve *fen*, para encontrar el estado de yang. De esta forma, la distancia que hay entre la región *cun* y *chi* es de un *cun* y nueve *fen*, lugar donde se reflejan los estados de yin y de yin y yang; de ahí los términos *cun* y *chi*.

11

---

1   Sitio de la palma de la mano donde se introduce y termina la arteria radial; se refiere sobre todo a la región tenar de la palma de la mano.

三难

曰：脉有太过，有不及，有阴阳相乘，有复有溢，有关有格，何谓也？

大中华文库

Tercera dificultad

Pulsos tipo exceso y deficiencia en las regiones chi-proximal y cun-distal

Pregunta

El pulso puede ser de tipo exceso o deficiencia, como hay un pulso del tipo mutuo control yin yang, un pulso encubierto（覆脉 *fu mai*）, un pulso rebosante（溢脉 *yi mai*）, un pulso cerrado y un pulso abierto tipo cuadrado, ¿cuál es la razón particular de cada uno de éstos?

然：关之前者，阳之动也，脉当见九分而浮。过者，法曰太过；减者，法曰不及。遂上鱼为溢，为外关内格，此阴乘之脉也。

关之后者，阴之动也，脉当见一寸而沉。过者，法曰太过；减者，法曰不及。遂入尺为复，为内关外格，此阳乘之脉也。

【点评】 故曰复溢，是其真脏之脉，人不病而死也。

此接二难进一步讲述尺寸的常与变，以诊聚人体阴阳的生理、病理状态：太过不及是脉变的概括，阴阳相乘是脉变的原因，脉变之极则是内外关格而见复脉、溢脉。关于复脉、溢脉，《内经》真脏脉中所无，有人批评说《难经》杜撰，此认识过于偏狭。溢脉上鱼，尺部无脉；复脉入尺，寸部无脉。此二脉均系"阴偏竭而阳偏亢，已造其极，全无和缓冲和之气，谓之死脉，亦自可说。"其理却与真脏脉近似，则《难经》此节，亦未尝不可通之以意。必执《内经》而讥其大误，亦未免胶柱之见。"（张寿颐《难经汇注笺正》）

大中华文库

Respuesta

La región cun se encuentra distal a la *guan*, sitio de expresión del latido de la energía yang. El pulso que se extiende hasta los nueve *fen* es flotante（浮 *fu*）; un pulso que sobrepasa los nueve *fen* se considera de tipo exceso（太过 *tai guo*）y uno que no llega a los nueve *fen* se estima de tipo deficiencia. Cuando el pulso llega hasta el sitio donde se encuentra el punto 鱼际 *yu ji* le califica como rebosante（溢 *yi*）, lo cual se debe a que la energía yang en el exterior queda cerrada y la energía yin en el interior resulta atrapada; éste es un pulso en el que el yin domina a yang. La región proximal a la región 关 *guan* es el sitio donde se expresa la potencia de la energía yin y el pulso debe ser de un *cun* de largo y profundo. Si es más largo de un *cun*, se considera un pulso de tipo exceso, cuando no sobrepasa a un *cun* es de tipo deficiencia, y si se profundiza en la región *chi*, se estima un pulso cubierto. Por ello, se dice que tanto el pulso cubierto como el rebosante son pulsos de tipo verdadero de los órganos（真脏脉 *zhen zang mai*）; en este caso, el enfermo, a pesar de no tener muchas manifestaciones clínicas padece una enfermedad de mal pronóstico.

四难

曰：脉有阴阳之法，何谓也？

然：呼出心与肺，吸入肾与肝，呼吸之间，脾受谷味也，其脉在中。浮者阳也，沉者阴也，故曰阴阳也。

Cuarta dificultad

Explicación sobre los pulsos yin y yang

Pregunta

El pulso es una de las formas de diferenciar el estado de yin y yang, ¿cómo se puede hacer esta diferenciación?

Respuesta

La espiración parte del corazón y del pulmón, mientras que la inspiración penetra hasta el riñón y el hígado; el espacio que hay entre la espiración y la inspiración penetra el bazo, de modo que el pulso del bazo se encuentra entre la inspiración y la expiración, entre lo flotante y lo profundo. Lo flotante del pulso (o un pulso flotante) es yang, en tanto que lo profundo (o un pulso) es yin. Por ello, se dice que en el pulso hay diferencias entre yin y yang (tiene la posibilidad de diferenciar los rasgos yin y yang).

大中华文库

心肺俱浮，何以别之？

然：浮而大散者心也，浮而短涩者肺也。

肾肝俱沉，何以别之？

然：牢而长者肝也；按之濡，举指来实者肾也；脾者中州，故其脉在中，是阴阳之法也。

Pregunta

Tanto el pulso del pulmón como el corazón son de tipo flotante, ¿cómo se pueden diferenciar?

Respuesta

Un pulso flotante que se percibe relativamente grande y al mismo tiempo difuso es el pulso del corazón; a su vez, un pulso flotante que es un poco más corto, así como ligeramente más compacto, es el pulso del pulmón.

Pregunta

Tanto el pulso del riñón como el del hígado son de tipo profundo, ¿cómo se pueden diferenciar?

Respuesta

Un pulso tensado, así como relativamente más largo, es el pulso del hígado; aquel pulso que a la presión profunda se hace ligeramente más débil y que al liberar de la presión de palpación adquiere más fuerza es un pulso del riñón. El bazo se encuentra en el calentador medio, por lo cual su pulso se caracteriza por ser armónico y suave y se localiza entre los planos superficial y profundo. Esta es la forma de hacer la diferencia entre los pulsos yin y yang.

脉有一阴一阳，一阴二阳，一阴三阳；一阳一阴，一阳二阴，一阳三阴。如此之言，寸口有六脉俱动邪?

然：此言者，非有六脉俱动也，谓浮沉长短滑涩也。浮者阳也，滑者阳也，长者阳也；沉者阴也，短者阴也，涩者阴也。所谓一阴一阳者，谓脉沉而滑也；一阴二阳者，谓脉来沉滑而长也；一阴三阳也，谓脉来浮滑而长，时一沉也。所谓一阳一阴者，谓脉来浮而涩也；一阳二阴者，谓脉来长而沉涩也；一阳三阴者，谓脉来沉涩而短，时一浮也。各以其经所在，名病逆顺也。

【点评】 本难仍在辨脉阴阳，但二难、三难是从脉位辨阴阳，本难则从脉象辨阴阳，并提出辨脉纲领。"呼出心与肺，吸入肾与肝""浮者阳也，沉者阴也"两句阐述呼吸阴阳与脉象浮沉关系及诊心肺肝肾脉象的机理，后世常引以论证呼吸生理。此外又提出浮沉长短滑涩六纲脉及其交互参见论阴阳盛衰，是将寸口辨脉阴阳应用模式化，对临床以脉辨病证阴阳具有指引作用。

二至四难分别从脉位和脉象辨阴阳，此便是《难经》的阴阳脉法，它不仅具有理论的创新性，而且在临床上具有实际指导意义。《伤寒论》便是运用阴阳脉法作为辨病位阴阳、表里、营卫、气血、虚实的基本方法，而且对后世脉法影响很大，值得进一步研究。

Pregunta

Hay pulsos un yin un yang, un yin dos yang, un yin tres yang; también hay un yang un yin, un yang dos yin y un yang tres yin. Con esta forma de referirlo es difícil ubicar los seis tipos de pulsos en un solo sitio donde se toma el pulso.

Respuesta

Esta forma de referirlo no explica los seis tipos de pulsos en un solo sitio donde se palpa el pulso; con esto se alude al pulso flotante, profundo, largo, corto, resbaladizo y áspero. Los pulsos flotante, resbaladizo, largo son de tipo yang, mientras que los pulsos profundo, corto, áspero son de tipo yin. Los que se mencionan como un pulso un yin un yang corresponden uno de tipo profundo y resbaladizo; un pulso un yin dos yang se refiere a un pulso profundo, resbaladizo, largo y un pulso un yin tres yang es un pulso flotante, resbaladizo, largo, y en ocasiones profundo; lo que se conoce como pulso un yang un yin es de tipo flotante y áspero; un pulso un yang dos yin se refiere a un pulso largo, profundo y áspero; y un pulso un yang tres yin es de tipo profundo, áspero y corto y en algunas ocasiones flotante. Esta diferencia se debe hacer en los cambios pulsológicos de cada uno de los canales para diferenciar las enfermedades a favor y en contra de la circulación de la energía.

五难

曰：脉有轻重，何谓也？

然：初持脉，如三菽之重，与皮毛相得者，肺部也。如六菽之重，与血脉相得者，心部也。如九菽之重，与肌肉相得者，脾部也。如十二菽之重，与筋平者，肝部也。按之至骨，举指来疾者，肾部也。故曰轻重也。

【点评】《难经》将诊脉指法以轻重分为五层次，分别与皮、脉、肉、筋、骨相应，按五脏所主而诊察肺部、心部、脾部、肝部、肾部的生理、病理信息。

脉诊的轻重指法，《内经》并无记载，实《难经》所独创。《伤寒论·平脉法》亦引此数语，并称为"《经》说"，其所谓"经"，盖指《难经》，可见《难经》脉法对《伤寒论》的影响。

BIBLIOTECA DE
CLÁSICOS CHINOS

Quinta dificultad

Presión que se debe aplicar cuando se toma el pulso

Pregunta

¿Cómo se debe hacer la presión digital para tomar el pulso?

Respuesta

Al tomar el pulso se debe hacer una presión suave, como la que ejerce el peso de tres semillas de frijol, con esta presión se puede palpar la piel y el vello corporal y corresponde al pulso del pulmón. La presión que ejerce el peso de seis semillas de frijol con la que se pueden palpar los vasos es el sitio del pulso del corazón; la presión que ejerce el peso de nueve semillas de frijol con la que se pueden palpar los músculos es el sitio del pulso del bazo; la presión que ejerce el peso de 12 semillas de frijol con lo que se pueden palpar los tendones es el sitio del pulso del hígado; la presión con la que se llega a palpar los huesos, que al liberar ligeramente la presión el pulso arriba al dedo explorador con fuerza y tenso, es el pulso del riñón. Por eso se dice que para determinar el pulso, se necesita hacer una presión que va de suave a profunda.

六难

曰：脉有阴盛阳虚，阳盛阴虚，何谓也？

然：浮之损小，沉之实大，故曰阴盛阳虚；沉之损小，浮之实大，故曰阳盛阴虚。是阴阳虚实之意也。

【点评】本难阐述阴阳脉法之二——浮沉诊法的应用，以辨虚实。这里阴阳指明是浮取、沉取，而据四难浮取以候心肺、沉取以候肝肾，此阴阳含义自明。

又，综前五难观之，二、三难言尺寸阴阳脉法常变，四、五、六难论浮沉阴阳脉法常变，则《难经》阴阳脉法纲目全备。

BIBLIOTECA DE
CLÁSICOS CHINOS

Sexta dificultad

El pulso exuberante y deficiente de yin y yang

Pregunta

¿Cuáles son las características del pulso yin exuberante y yang en deficiencia y del pulso yang en exuberancia y yin en deficiencia?

Respuesta

Un pulso que en la región superficial se palpa relativamente débil, delgado y pequeño y que al tocar en la región profunda es duro, exceso, rebosante y grande se conoce como yin exuberante yang en deficiencia. Un pulso que en el plano profundo es suave, débil, delgado y pequeño y que en el plano superficial se torna duro, exceso, rebosante y grande se conoce como yang en exuberancia y yin en deficiencia. Esta es la forma de hacer la diferencia entre yin y yang respecto a la localización y el tipo de pulso.

25

七难

曰：经言少阳之至，乍大乍小、乍短乍长；阳明之至，浮大而短；太阳之至，洪大而长；太阴之至，紧细而长；少阴之至，紧细而微；厥阴之至，沉短而敦。此六者，是平脉邪，将病脉邪？

然：皆王脉也。

Séptima dificultad

Los pulsos en las estaciones

Pregunta

En las obras clásicas antiguas se dice: "Al llegar el tiempo Shaoyang, el pulso se torna a veces grande y a veces pequeño, a veces corto y a veces largo; al llegar el tiempo Yangming, el pulso se torna flotante, grande y corto; al llegar el tiempo Taiyang, el pulso se torna rebosante, grande y largo; al llegar el tiempo Shaoyin, el pulso se torna tenso, grande y largo; al llegar el tiempo Taiyin, el pulso se torna tenso, delgado y largo; al llegar el tiempo Jueyin, el pulso se torna profundo, corto y tenso. Estos seis tipos de pulsos son los del hombre normal, pero ¿cómo son las manifestaciones del pulso en el enfermo?

Respuesta

Esto es el pulso predominante en el periodo correspondiente.

其气以何月，各王几日？

然：冬至之后，得甲子少阳王，复得甲子阳明王，复得甲子太阳王，复得甲子太阴王，复得甲子少阴王，复得甲子厥阴王。王各六十日，六六三百六十日，以成一岁。此三阳三阴之王时日大要也。

【点评】此论应时脉象。以一年分为六个时段，按阳主进、阴主退的原理排列，上半年是少阳（一阳）、阳明（二阳）、太阳（三阳），下半年是太阴（三阴）、少阴（二阴）、厥阴（一阴），它体现了自然界一年之中阴阳能量盛衰进退规律，应于人则是人体阴阳之气在一年中的盛衰变化周期。

本难所说"经言"，是《难经》引古医经文的一种形式，在《内经》中找不到相应的文字，仅在《平人气象论》虽略有其说而不详。因而滑寿提出疑问说："岂越人之时，别有所谓上古文字耶？将《内经》有之，而后世脱简耶？是不可知也"。"脱简"说固有一定道理，但《难经》某些学术观点在《内经》里毫无记载，就难以用脱简解释。况且《内经》引大量古医经文字，那么《难经》也完全可以引述别种古医经文字，这叫做"别有师承"。要之，它反映的是传统文化"天人合一"的观念，具体形式虽然有别，但人体精气随时间变化且具有节律性特点的内涵是一致的，在中医学基本概念和基础理论中得以普遍应用，在临证医学中也得以指导实践，如《伤寒论》三阴三阳六经与《金匮要略》五脏五行之主时理论。

大中华文库

Pregunta

¿Cuál es el día correspondiente a su tiempo y cuántos días tienen de predominio?

Respuesta

A partir del primer día 甲子 *Jia zi*[1] posterior al inicio del solsticio del invierno, es el tiempo de exuberancia del Shaoyang; después del segundo día 甲子 *Jia zi* es el tiempo de exuberancia de Yangming; después del tercer día 甲子 *Jia zi* es el tiempo de exuberancia del Taiyang; después del cuarto día 甲子 *Jia zi* es el tiempo de exuberancia del Shaoyin; después del quinto día 甲子 *Jia zi* es el tiempo de exuberancia del Taiyin; después del sexto día 甲子 *Jia zi* es el tiempo de exuberancia del Jueyin. Cada canal tiene un periodo de exuberancia de 60 días, y seis periodos de 60 días dan los 360 días del año.

---

1   Véase el calendario al final del libro y la técnica para calcular los días de acuerdo con el calendario de troncos celestes y ramas terrestres referidos al final de la obra *Canon de Medicina Tradicional China*, de Roberto González, Grijalbo, 1996.

八难

曰：寸口脉平而死者，何谓也？

大中华文库

Octava dificultad

El pulso normal y mortal determinado en la arteria radial

Pregunta

¿Cuál es la razón de que en la región cun se pueda establecer la diferencia entre un pulso normal del pulso de muerte?

BIBLIOTECA DE
CLÁSICOS CHINOS

31

大中华文库

然： 诸十二经脉者，皆系于生气之原。所谓生气之原者，谓十二经之根本也，谓肾间动气也。此五脏六腑之本，十二经脉之根，呼吸之门，三焦之原。一名守邪之神。故气者，人之根本也，根绝则茎叶枯矣。寸口脉平而死者，生气独绝于内也。

【点评】 本难通过讨论"寸口脉平而死"的原理，着重阐明原气在生命活动中的重要意义。文中之"生气"，即肾间动气，乃"五脏六腑之本，十二经脉之根，呼吸之门，三焦之原。"五脏六腑赖以温煦与润养，十二经脉之气赖以产生与推动运行，呼吸赖以纳气归原，三焦赖以禀受与气化；又称为"守邪之神"，是人体抗御邪气能力的根本。肾间动气究系何物？一说是冲脉所主之气，一说是丹田之气，但依本经之论则是命门原气。六十六难说："脐下肾间动气者，人之生命也，十二经之根本也，故名曰原。三焦者，原气之别使也"，指出肾间动气就是原气。三十六难也说：命门者"原气之所系也"，指出命门就是维系原气生源之处。其言"动气"，特强调其对脏腑功能、经脉运行、三焦气化与呼吸活动的激发推动作用。此气源于先天父母之精，生化于肾间命门，是人体先天之气的概括。本经提出原气（即元气，古"原""元"相通）这一新概念，丰富和发展了中医气学理论，后世言原气、元气、元阴、元阳及其与肾的关系（肾命），均源于《难经》。

Respuesta

Los 12 canales se conectan con la fuente de generación de la energía. Lo que se conoce como fuente de generación de la energía es la base y raíz de los 12 canales（根本 *gen ben*）, es decir, la energía que palpita（动气 *dong qi*）entre los dos riñones. Este sitio es la fuente de los cinco órganos y las seis vísceras, la base de los 12 canales, el sitio clave de la inspiración y la expiración, la fuente de la energía del 三焦 *san jiao*. También se considera uno de los aspectos fundamentales de los mecanismos de defensa. Por ello se dice: la generación de la energía del organismo es la base de la vida; si ésta se encuentra agotada, incluso tallos y hojas se secaran. En la región *cun* distal, a pesar de que se halle relativamente normal, si su energía está agotada invariablemente ocurrirá la muerte. Ésta es una de las manifestaciones de agotamiento de dicha energía.

BIBLIOTECA DE
CLÁSICOS CHINOS

九难

曰：何以别知脏腑之病耶？

然：数者腑也，迟者脏也。数则为热，迟则为寒。诸阳为热，诸阴为寒，故以别知脏腑之病也。

【点评】此难从脉象迟数辨脏病腑病，与《素问·太阴阳明论》"阳道实，阴道虚"的思路是一致的：以类相从。此外，迟数以阴阳之象可作脉象之纲。

大中华文库

Novena dificultad

Identificación de las enfermedades de los órganos y vísceras
de acuerdo con lo rápido o lento del pulso

BIBLIOTECA DE
CLÁSICOS CHINOS

Pregunta

¿Cómo se puede diferenciar la naturaleza de las enfermedades de
los órganos y las vísceras por medio del pulso?

Respuesta

Un pulso rápido generalmente indica enfermedades de las vísceras,
mientras que un pulso lento se relaciona con enfermedades de los
órganos. El pulso rápido revela una enfermedad por calor, y un pulso
lento denota enfermedad por frío. Cuando aparece un pulso yang, es
indicativo de enfermedad por calor, y cuando aparece un pulso yin
muestra una enfermedad por frío. Por esto, de acuerdo con lo rápido
o lento del pulso, se puede diferenciar el tipo de enfermedad en los
órganos y las vísceras.

十难

曰：一脉为十变者，何谓也？

大中华文库

Décima dificultad

Los 10 cambios del pulso de un órgano

Pregunta

¿Cuáles son las condiciones en que el pulso de un órgano puede tener 10 tipos de variaciones?

然：五邪刚柔相逢之意也。假令心脉急甚者，肝邪干心也；心脉急微者，胆邪干小肠也。心脉大甚者，心邪自干心也；心脉微大者，小肠邪自干小肠也。心脉缓甚者，脾邪干心也；心脉微缓者，胃邪干小肠也。心脉涩甚者，肺邪干心也；心脉微涩者，大肠干小肠也。心脉沉甚者，肾邪干心也；心脉微沉者，膀胱邪干小肠也。五脏各有刚柔邪，故令一脉辄变为十也。

【点评】"一脉十变"即一脏脉象的十种变态，是《难经》叙述病脉的独特形式，具有纲领模式作用。它以五脏为纲，五脏刚柔邪为目，共形成十种病理及其脉象模式，就是所谓的十种变脉。当然，脉象变化是十分复杂的，临证之时尚需结合病证，具体观察和分析。

大中华文库

BIBLIOTECA DE
CLÁSICOS CHINOS

Respuesta

Esto se puede explicar con base en la teoría de intertransformación mutua de la energía de los cinco órganos y las seis vísceras. El concepto de intertransformación se entiende de la manera siguiente: si el pulso del corazón es claramente agudo (急脉 *ji mai*) [1], reflejará que la energía patógena invadió el corazón desde el hígado; si es agudo pero no muy intenso (微急 *wei ji*), indicara que la energía patógena invadió el intestino delgado desde la vesícula biliar; si es evidentemente grande (大甚 *da shen*), señalará que la energía patógena invade el corazón desde el mismo corazón; si es grande pero no muy evidente (微大 *wei da*), revelará que la energía patógena invade el intestino delgado desde el mismo intestino delgado; si es claramente tardío (缓脉 *huan mai*), mostrará que la energía patógena invadió el corazón desde el bazo; si es ligeramente tardío (微缓 *wei huan*) indicará que la energía patógena invadió el intestino delgado desde el estómago; si es muy áspero (涩脉 *ce mai*), revelará que la energía patógena invadió el corazón desde el pulmón; si es ligeramente áspero, indicara que la energía patógena invadió al intestino delgado desde el intestino grueso; si es muy profundo (沉脉 *chen mai*), mostrará que la energía patógena invadió el corazón desde el riñón y si es ligeramente profundo (微沉 *wei chen*), indicará que la energía patógena invadió el intestino delgado desde la vejiga. Cada uno de los cinco órganos tiene su propio proceso de transformación entre los órganos y las vísceras, por lo cual se dice que los cambios que ocurren en los pulsos de cada uno de los órganos son 10.

---

1   Pulso que va de tipo cuerda a tenso.

十一难

大中华文库

曰：经言脉不满五十动而一止，一脏无气者，何脏也？

然：人吸者随阴入，呼者因阳出。今吸不能至肾，至肝而还，故知一脏无气者，肾气先尽也。

【点评】《灵枢·根结》有脉不满五十动一代者一脏无气的记载，但是何脏并无交待。脉代则脏气衰弱，本难从"吸入肝和肾"论理，认为是肾气先衰。诸注多集解肾先衰之理，与肾气衰弱病危重的一般认识不符。盖本难仍将呼吸与脉搏相类比，脉不满五十动而一代气不至肾，吸不达位；四十动一代气不至肝，吸气表浅；以此类推，则脉代次数越多病越重，可见肾先衰只是基础，它脏衰是叠加效果。这与病危患者，多有呼吸表浅、气短似喘，而且病越重呼吸越浅的病理是一致的。

BIBLIOTECA DE
CLÁSICOS CHINOS

Undécima dificultad

Relación entre el pulso interrumpido
y la energía de los órganos

Pregunta

En los clásicos médicos de la Antigüedad se decía: si después de
50 latidos hay un intervalo en el que el pulso se detiene una vez, esto se
debe a que un órgano no está recibiendo la energía esencial necesaria.
¿Cómo se puede saber cuál es el órgano afectado?

Respuesta

Durante la inspiración, la energía se introduce hasta el hígado y el
riñón, mientras que en la espiración sale desde el pulmón y el corazón.
Si ahora la energía no puede alcanzar al riñón, sólo llega hasta el hígado
y se regresa, indicará que uno de los órganos no está nutriéndose con
la energía, o sea, el riñón no está recibiendo la energía; lo cual es una
manifestación inicial de deficiencia y colapso.

十二难

曰：经言五脏脉已绝于内，用针反实其外；五脏脉已绝于外，用针者反实其内。内外之绝，何以别之？

Duodécima dificultad

Errores en el tratamiento de enfermedades tipo exceso y
deficiencia

Pregunta

En los clásicos médicos de la Antigüedad se dice: los cambios
pulsológicos de los cinco órganos indican que hay una lesión por
deficiencia interna de la energía de los órganos, y el acupunturista,
al tratar con agujas, contrariamente tonifica el exterior. Cuando los
cambios pulsológicos de los cinco órganos revelan que hay una
deficiencia externa de la energía de los órganos y el acupunturista usa
agujas para tonificar el interior, ¿cómo se puede diferenciar este tipo de
deficiencia interna y externa?

然： 五脏脉已绝于内者，肾肝气已绝于内也，而医反补其心肺；五脏脉已绝于外者，心肺气已绝于外也，而医反补其肾肝。阳绝补阴，阴绝补阳，是谓实实虚虚，损不足益有余。如此死者，医杀之耳。

【点评】 本难据四难心肺俱浮、肾肝俱沉的阴阳脉法分析病证的内外虚实，指导医生正确使用补泻法，是《难经》阴阳脉法的具体应用。

Respuesta

Los cinco órganos se encuentran dañados en forma interna cuando se lesiona en el interior la energía del hígado y el riñón, y el médico contrariamente tonifica el corazón y el pulmón. Los cinco órganos se encuentran dañados en forma externa cuando se lesionó en el exterior la energía del pulmón y el corazón, y el médico contrariamente tonifica tanto el hígado como el riñón. Esto se conoce como tonificar el exceso y sedar la deficiencia, alterando aún más el estado de deficiencia y tonificando cuando hay abundancia de energía. Esta situación, que puede llegar a estados graves, es resultado de la práctica inadecuada del médico.

BIBLIOTECA DE
CLÁSICOS CHINOS

45

十三难

曰：经言见其色而不得其脉，反得相胜之脉者即死；得相生之脉者，病即自己。色之与脉当参相应，为之奈何？

大中华文库

Decimotercera dificultad

Relación entre el tinte cutáneo, el pulso y el diagnóstico
de la región del antebrazo

Pregunta

En los clásicos médicos de la Antigüedad se decía: si al ver a un enfermo se observa que tiene un tinte facial que no corresponde al tipo de pulso, o se observa un tipo de pulso que corresponde al ciclo de dominancia de los cinco elementos, puede tratarse de un pulso de mal pronóstico. Si se palpa un pulso que corresponde al ciclo generativo, es posible que se encuentre en una fase de curación. Si el pulso y el tinte facial deben ser correspondientes, ¿cómo se debe llevar a cabo el diagnóstico?

　　然：五脏有五色，皆现于面，亦当与寸口尺内相应。假令色青，其脉当弦而急；色赤，其脉当浮大而散；色黄，其脉中缓而大；色白，其脉浮涩而短；色黑，其脉沉濡而滑。此所谓五色之与脉当参相应也。

　　脉数，尺之皮肤亦数；脉急，尺之皮肤亦急；脉缓，尺之皮肤亦缓；脉涩，尺之皮肤亦涩；脉滑，尺之皮肤亦滑。

Los cinco órganos tienen cinco tintes cutáneos, los cuales se expresan en la cara y, por supuesto, deben corresponder a las características pulsológicas y las manifestaciones de la cara interna del antebrazo（尺部 *chi bu*）[1]. Si se observa un tinte verdoso, el pulso deberá ser de tipo cuerda（弦 *xian*）y compacto（急 *ji*）; cuando el tinte facial es rojo, el pulso ha de ser flotante（浮 *fu*）y disperso（散 *san*）; cuando es amarillo, el pulso debe ser tardío（缓脉 *huang mai*）y grande（大 *da*）; cuando es pálido, el pulso ha de ser flotante, áspero y corto; y cuando el tinte facial es negruzco, el pulso debe ser profundo, suave y resbaladizo. Esto ocurre cuando el tinte facial y el pulso están en relación equivalente. Por su parte, cuando el pulso esté rápido, la piel de la región del antebrazo（尺部 *chi bu*）deberá hallarse caliente; en uno compacto（急 *ji*）, la piel de la región del antebrazo también debe estar tensa; cuando está tardío, la piel de la región del antebrazo ha de estar suave y relajada; cuando esté áspero, la piel de la región del antebrazo también debe estar áspera; y si es resbaladizo, también la piel del antebrazo deberá estar lubricada.

49

---

1 La región del antebrazo（尺部 *chibu*）es quizá el primer elemento diagnóstico que facilitó el conocimiento del pulso de la arteria radial tal como se usa en la actualidad. Con este sistema se estudian en especial mediante la observación y palpación del área, los cambios de coloración de la piel, la temperatura, el grado de humectación, etc. Además, esta región se divide en interna y externa, así como en proximal, media y distal. Para mayor información véase el capítulo *Consideraciones de los Puntos Más Importantes de la Pulsología del Suwen*, del libro de Roberto González y Yan Jianhua, *Medicina Tradicional China, el Primer Canon del Emperador Amarillo*, México, Grijalbo, 1996. Págs. 113-126 y 427.

大中华文库

五脏各有声色臭味，当与寸口尺内相应。其不应者病也。假令色青，其脉浮涩而短，若大而缓为相胜；浮大而散，若小而滑为相生也。

《经》言知一为下工，知二为中工，知三为上工。上工者十全九，中工者十全七，下工者十全六，此之谓也。

Cada uno de los cinco órganos tiene su sonido, color, aroma y sabor y todo esto debe corresponder con el tipo pulso y las características de la región del antebrazo. Si no es así, mostrará algún proceso morboso maligno. Por ejemplo, si un enfermo revela tinte facial verdoso y el pulso es flotante, áspero y corto[1], o si es grande y tardío, (se ubica como un tinte dominante sobre el pulso) en ambas situaciones se trata de una relación de dominancia (en el primer caso se trata de dominancia del metal sobre la madera, en el segundo de la madera sobre la tierra); si se observa un pulso flotante, grande y disperso (el color genera el pulso), o si se encuentra un pulso pequeño y resbaladizo (del elemento agua, esto se conoce como el pulso genera el tinte), estas situaciones se ubican dentro del ciclo generativo (el primero es un proceso generativo de la madera a fuego y el segundo es un proceso generativo de agua a madera).

En los clásicos antiguos se decía: quien conoce sólo uno de los ciclos es terapeuta de bajo nivel, quien conoce dos de los ciclos es de un nivel intermedio y quien conoce tres de los ciclos es de nivel superior.

El médico de alto nivel, podrá curar a nueve de cada 10 enfermos que atienda; el médico de nivel intermedio podrá curar a siete de cada diez enfermos que atienda y el médico de bajo nivel podrá curar a seis de cada diez enfermos que atienda sólo. Aquí está la respuesta a la pregunta.

51

---

1   El tinte facial es expresión del hígado (es decir elemento madera) mientras que el pulso flotante, áspero y corto es la expresión del pulmón (es decir, del elemento metal), considerado un pulso en sobredominancia del metal sobre la madera hígado. Esto también se conoce el pulso domina sobre el tinte.

【点评】本难论切脉与望色、诊尺肤配合应用。《灵枢·邪气脏腑病形》说："夫色脉与尺之相应也，如桴鼓影响之相应也，不得相失也"，提出原则。《难经》则具体论述"五脏有五色，皆现于面，亦当与寸口、尺内相应"；"五脏各有声色臭味，当与寸口、尺内相应"，并运用五行生克乘侮道理分析其相胜相生关系，判断预后，其基本精神是强调四诊合参，与《内经》诊法原则一致。

Órganos		Hígado	Corazón	Bazo	Pulmón	Riñón
Elemento		Madera	Fuego	Tierra	Metal	Agua
Sonido		Suspiro	Risa	Cántico	Llanto	Gemido
Olor		Urémico (ocre)	Quemado	Perfumado	Fresco	Putrefacto
Sabor		Ácido	Amargo	Dulce	Picante	Salado
Relación Tinte color	Tinte	Verde	Rojo	Amarillo	Blanco	Negro
	Pulso	Cuerda y compacto	Flotante, grande y disperso	Central, tardo y grande	Flotante. Áspero corto	Profundo suave y resbaladizo
Relación. Pulso R...Antebrazo	Pulso	Compacto	Rápido	Tardío	Áspero	Resbaladizo
	Antebrazo	Tenso	Caliente	Flácida	Áspera	Lubricada

BIBLIOTECA DE
CLÁSICOS CHINOS

十四难

曰：脉有损至，何谓也？

大中华文库

Decimocuarta dificultad

Patología y tratamiento del pulso lento y el pulso extremo

Pregunta

¿Qué se conoce como pulso lento (herido 损脉 *sun mai*) y qué como pulso extremo (致脉 *zhi mai*) ?

　　然：至之脉，一呼再至曰平，三至曰离经，四至曰夺精，五至曰死，六至曰命绝，此至之脉也。何谓损？一呼一至曰离经，再呼一至曰夺精，三呼一至曰死，四呼一至曰命绝，此损之脉也。至脉从下上，损脉从上下也。

Respuesta

El pulso extremo se reconoce de la forma siguiente: en el pulso normal
（平脉 *ping mai*）se presentan dos latidos por cada espiración; cuando hay
tres latidos por cada espiración se considera el "inicio de la separación"
（离经 *li jing*）; si se presentan cuatro latidos, existe pérdida de la energía
jing esencial（夺精 *duo jing*）; cuando se presentan cinco latidos, hay pulso
mortal; en caso de seis latidos, esto equivale a terminar la vida（绝命 *jue
ming*）; todo esto se llama pulso extremo. ¿Qué se conoce como pulso
lento? Cuando en cada espiración hay un latido, se conoce como inicio
de la separación; cuando por cada dos espiraciones hay un latido se
conoce como pérdida de la energía jing esencial; cuando por cada tres
espiraciones hay un latido se conoce como pulso mortal, cuando por
cada cuatro espiraciones hay un latido, se conoce como terminar la vida
（绝命 *jue ming*）; todo esto se denomina pulso lento. El pulso extremo es
una enfermedad que va del riñón hacia el pulmón y es un proceso de
transformación que se dirige de abajo hacia arriba. El pulso lento es
una enfermedad que va del pulmón hacia el riñón y es un proceso de
transformación que va de arriba hacia abajo.

大中华文库

损脉之为病奈何？

然：一损损于皮毛，皮聚而毛落；二损损于血脉，血脉虚少，不能荣于五脏六腑；三损损于肌肉，肌肉消瘦，饮食不能为肌肤；四损损于筋，筋缓不能自收持；五损损于骨，骨痿不能起于床。反此者，至于收病也。从上下者，骨痿不能起于床者死；从下上者，皮聚毛落者死。

Pregunta

¿Cuáles son las manifestaciones de la enfermedad de pulso lento?

Respuesta

El primer grado de pulso lento indica que hay lesión en la estructura corporal controlada por el pulmón (es decir, la piel); por eso se presenta piel agrietada, reseca, y hay caída del vello corporal. El segundo grado de pulso lento es indicativo de la lesión en la estructura corporal controlada por el corazón (es decir, los vasos sanguíneos); por eso hay deficiencia de la sangre dentro de los vasos sanguíneos y no se podrán nutrir adecuadamente los cinco órganos y seis vísceras. El tercer grado de pulso lento indica que la lesión en la estructura corporal que controla el bazo por el bazo (esto es, los músculos) presenta adelgazamiento. La energía esencial de los alimentos no podrá ser transportada hacia los músculos y la piel. El cuarto grado de pulso lento indica la lesión en la estructura corporal controlada por el hígado (es decir, los tendones) por lo que se presenta dificultad para el movimiento y no se podrán llevar en forma armónica los procesos de contracción y relajación.

El quinto grado de pulso lento indica la lesión en la estructura corporal controlada por el riñón, esto es, los huesos. Se manifiesta por atrofia de los huesos, debilidad e incapacidad para levantarse de la cama; lo contrario es el pulso extremo.

En la transformación de la enfermedad de arriba hacia abajo, cuando llega a la incapacidad para levantarse de la cama por atrofia de los huesos, puede presentarse la muerte. La transformación de la enfermedad de abajo hacia arriba, que llega a la piel agrietada y la pérdida del vello corporal, es también una manifestación, que puede

治损之法奈何?

然：损其肺者，益其气；损其心者，调其荣卫；损其脾者，调其饮食，适其寒温；损其肝者，缓其中；损其肾者，益其精。此治损之法也。

considerarse mortal.

Pregunta

¿Cuál es el procedimiento para curar las enfermedades de pulso lento?

Respuesta

La lesión del pulmón se trata tonificando e incrementando la energía del pulmón; la lesión del corazón, regulando la energía 营 *ying* alimenticia y 卫 *wei* defensiva; la lesión del bazo, equilibrando los alimentos, así como la temperatura del sitio donde se habita; la lesión del hígado, usando medicamentos de naturaleza dulce, así como armonizando la energía del hígado; y la lesión del riñón se trata tonificando e incrementando la energía *jing* esencial. Estos son los procedimientos para tratar enfermedades que se manifiestan por un pulso lento.

BIBLIOTECA DE
CLÁSICOS CHINOS

脉有一呼再至，一吸再至；有一呼三至，一吸三至；有一呼四至，一吸四至；有一呼五至，一吸五至；有一呼六至，一吸六至。有一呼一至，一吸一至；有再呼一至，再吸一至；有呼吸再至。脉来如此，何以别知其病也？

然：脉来一呼再至，一吸再至，不大不小曰平。一呼三至，一吸三至，为适得病，前大后小，即头痛、目眩；前小后大，即胸满、短气。

大中华文库

Pregunta

En algunos pulsos, por cada espiración hay dos latidos y por cada inspiración hay dos latidos; en otros, por una espiración hay tres latidos y por una inspiración tres latidos; en otros más por cada espiración hay cuatro latidos y por cada inspiración cuatro latidos; o por una espiración hay cinco latidos y por una inspiración cinco latidos; asimismo en una espiración puede haber seis latidos y en una inspiración seis latidos. También hay pulsos en los que por una espiración hay un latido y por una inspiración un latido; o pulsos que por cada dos espiraciones hay un latido y por cada dos inspiraciones un latido; o pulsos que por cada tres espiraciones hay un latido y por cada tres inspiraciones un latido; o pulsos que por una espiración y una inspiración hay un latido. ¿Cómo se puede identificar qué tipo de enfermedad ocurre en este tipo de pulso?

Respuesta

Aquel pulso que tiene dos latidos por cada espiración y dos latidos por cada inspiración, no muy grande, ni muy pequeño, es de tipo normal. Si se presenta un pulso en el que por cada espiración hay tres latidos y por cada inspiración tres latidos, será la manifestación del inicio de la enfermedad; si hay un pulso pequeño en la región *chi* proximal y grande en la región *cun* distal, se podrá presentar cefalea y fosfenos; cuando el pulso es pequeño en la región *cun* distal y pequeño y grande en la región *chi* proximal, se puede manifestar por distensión y plenitud en la región torácica y abdominal, con respiración agitada y corta.

一呼四至，一吸四至，病欲甚，脉洪大者，苦烦满；沉细者，腹中痛；滑者伤热，涩者中雾露。一呼五至，一吸五至，其人当困，沉细夜加，浮大昼加，不大不小，虽困可治，其有大小者为难治。一呼六至，一吸六至，为死脉也，沉细夜死，浮大昼死。一呼一至，一吸一至，名曰损，人虽能行，犹当着床，所以然者，血气皆不足故也。再呼一至，再吸一至，呼吸再至，名曰无魂，当死也，人虽能行，名曰行尸。

Cuando hay un pulso que por cada espiración presenta cuatro latidos y por cada inspiración cuatro latidos, indica que la enfermedad se va agravando; si el pulso es repleto (洪脉 *hong mai*) y grande, se podrá presentar una patología que se manifieste por intranquilidad, plenitud y sensación de opresión.

Cuando el pulso es profundo y delgado, se puede manifestar por dolor en el centro del abdomen; si es resbaladizo, indicará lesión por la energía patógena calor; si es áspero, revelará que hay invasión de la energía presente en los días nublados (como es el caso de la humedad y el frío). Cuando por cada espiración se presentan cinco latidos y por cada inspiración cinco latidos, indica que la enfermedad ya se encuentra en un estado crítico. Si además el pulso es profundo y delgado, mostrará que la enfermedad se agrava por la noche; si el pulso es flotante y grande, indicará que la enfermedad se agrava más durante el día. Si no hay variaciones importantes en cuanto a lo grande o pequeño del pulso, revelará que la enfermedad, a pesar de ser grave, aún se puede curar. Si hay variaciones, indicará que la enfermedad es de difícil tratamiento. Cuando se encuentra un pulso en el que por cada espiración se presentan seis latidos y por cada inspiración otros seis, esto señala que la enfermedad se encuentra en un extremo de gravedad, y se considera un pulso de muerte. Si el pulso es profundo y delgado, la muerte ocurrirá por la noche, pero si es flotante y grande, la muerte acontecerá durante el día. Cuando se presenta un pulso en el que por cada inspiración hay un latido y por cada espiración también un latido, en éste -que es un pulso lento (herido)- el enfermo, a pesar de mantenerse en pie durante algún tiempo, si continúa de esta forma tarde o temprano no podrá levantarse de la cama (esto es ocasionado por la deficiencia de sangre y energía). Cuando se encuentra un pulso en el que por cada dos espiraciones hay un latido y por cada dos inspiraciones un latido, o por una inspiración

BIBLIOTECA DE CLÁSICOS CHINOS

65

上部有脉，下部无脉，其人当吐，不吐者死。上部无脉，下部有脉，虽困无能为害。所以然者，譬如人之有尺，树之有根，枝叶虽枯槁，根本将自生，脉有根本，人有元气，故知不死。

【点评】本难主要阐述损脉、至脉及其病证与治法。所谓损脉、至脉，类迟脉、数脉而有进、退含义，是动态的脉象系列，乃《难经》所创以脉象变化判断病证进程和预后的方式。损脉从一息一至渐减到二息一至，至脉从一息六至渐增到一息十二至，分别拟名离经、夺精、死与命绝，病情依次加重，并预警危殆。至于所诊病证，注家多认为是指虚损病，病机均系五脏精气耗损，所合五体失荣，并循五脏上下递次传变而加重，且有阴阳偏衰的不同：至脉偏阳热，阳极阴竭而死；损脉偏阴寒，生气衰竭而死。其治法是根据五脏特点进行调补。这种从五脏立论探讨虚劳的病因、病理及其诊治的理论，对后世虚劳病辨证论治方法的形成有很大影响。其中五脏虚损之治，为中医临床所宗，已成为经典治疗大法；而损脉由上而下、至脉由下而上的论述，则是虚劳一类内伤病变趋势和过程的规律性描述，具有病变模型的意义，临床上应结合具体情况分析判定。此外，本难还论及候察元气的方法及临床意义，可与八难共参。

y una espiración hay un latido, se conoce como "sin 魂 *hun*[1]," lo cual significa que el paciente morirá en breve tiempo y, a pesar de que aún puede caminar, se considera un "cadáver andante" (行尸 *xing shi*).

Si al palpar el pulso sólo se detecta en la región *cun* distal y no se palpa en la región *chi* proximal, el enfermo tendrá manifestaciones como vómito; pero si no puede vomitar, estará en una grave situación, que puede llevarlo a la muerte. Cuando en la región *cun* distal no se palpa el pulso y éste sólo aparece en la región *chi* proximal, a pesar de que el enfermo tenga manifestaciones de gravedad, no estará en grave peligro. Esto se explica por la presencia de pulso en la región *chi* proximal, similar a cuando un árbol tiene raíz: las hojas pueden estar medio secas o haberse caído; si hay raíz, indicará que el árbol no está herido que aún se puede regenerar. Si el pulso tiene raíz, el organismo tendrá energía yuan de origen; conocer esto implica un buen pronóstico.

---

1   Conocida también como alma viajera, concepto que la medicina tradicional china considera como función espiritual con varios grados y distintos niveles: la actividad del inconsciente, la primera línea de defensa y de comunicación, el alma, que tiene la posibilidad de separarse del cuerpo y existir. Para mayor información véase Rev. Mex. de MTCH, vol 2-6. 1999-2000

十五难

曰：经言春脉弦，夏脉钩，秋脉毛，冬脉石，是王脉耶，将病脉也？

BIBLIOTECA DE
CLÁSICOS CHINOS

Decimoquinta dificultad

Pulso normal y anormal durante las cuatro estaciones

Pregunta

En los clásicos médicos de la Antigüedad se dice: el pulso de la primavera es de tipo cuerda (弦脉 *xian mai*) , el pulso del verano es de tipo anzuelo(钩脉 *gou mai*), el pulso del otoño es de tipo pluma(毛脉 *mao mai*) y el pulso del invierno es de tipo piedra (石脉 *shi mai*)[1]. ¿Son éstos los pulsos predominantes en cada estación?, ¿cómo son los pulsos cuando hay enfermedad?

---

1 Véase *Suwen*, donde probablemente esté ubicado a la referencia de los clásicos médicos de la Antigüedad.

　　然：弦、钩、毛、石者，四时之脉也。春脉弦者，肝，东方木也，万物始生，未有枝叶，故其脉之来，濡弱而长，故曰弦。夏脉钩者，心，南方火也，万物之所茂，垂枝布叶，皆下曲如钩，故其脉之来疾去迟，故曰钩。秋脉毛者，肺，西方金也，万物之所终，草木华叶，皆秋而落，其枝独在，若毫毛也，故其脉之来，轻虚以浮，故曰毛。

Respuesta

Los tipos de pulso cuerda, anzuelo, pluma y piedra son los
predominantes de las cuatro estaciones. Durante la primavera se presenta
un pulso cuerda, lo cual se debe a que el hígado está relacionado con
el Oriente[1] (uno de los puntos cardinales con los que se relaciona cada
uno de los órganos) y pertenece al elemento madera. La primavera es la
época en que se inicia el crecimiento y desarrollo de los seres vivos y en
que los árboles aún tienen todo su follaje; por esto, la energía con que
se acerca al dedo explorador es suave, débil y prolongada. Este tipo de
pulso se conoce como cuerda（弦脉 *xian mai*）.

Durante el verano se observa un pulso anzuelo, lo cual se debe
a que el corazón está relacionado con el Sur y pertenece al elemento
fuego. El verano es la época de exuberancia de los seres vivos y las
ramas de los árboles se doblan por el peso del follaje, como si fuera un
gancho. Por ello, la energía con que se acerca al dedo explorador es
con mucha fuerza y se aleja con debilidad. Este tipo de pulso se conoce
como anzuelo（钩脉 *gou mai*）.

Durante el otoño se observa un pulso pluma, lo cual se debe a que
el pulmón está relacionado con el Poniente y pertenece al elemento
metal. El otoño es la época en que el crecimiento y desarrollo de los
seres vivos en la naturaleza tiene su fin, es el tiempo de concentrar, las
hojas maduran y caen y sólo quedan las ramas de los árboles, como si fuera
una pluma, de la que sólo se palpa su centro de la misma; por ello, la energía
con que se acerca al dedo explorador es débil y suave, además de que flota.
Este tipo de pulso se conoce como pluma（毛脉 *mao mai*）.

---

1   Para mayor información, véanse los primeros capítulos del *Suwen*. Se sugiere consultar
    el libro Roberto González y Yan Jianhua, *Medicina Tradicional China*, *El Primer
    Canon del Emperador Amarillo*, Grijalbo, 1996.

冬脉石者，肾，北方水也，万物之所藏也，盛冬之时，水凝如石，故其脉之来，沉濡而滑，故曰石。此四时之脉也。

曰：如有变奈何？

然：春脉弦，反者为病。

Durante el invierno se observa un pulso piedra, porque el riñón está relacionado con el Norte y pertenece al elemento agua. El invierno es la época durante la cual los seres vivos en la naturaleza se esconden y almacenan. Durante el periodo más intenso de esta estación, el agua se congela como si fuera una piedra; por ello, la energía con que se acerca al dedo explorador es profunda, suave y resbaladiza. Este tipo de pulso se conoce como piedra（石脉 *shi mai*）. Todos los anteriores son los distintos pulsos de las cuatro estaciones.

Pregunta

¿Qué indica la presencia de cambios en los pulsos durante las cuatro estaciones?

Respuesta

El pulso correspondiente a la primavera es de tipo cuerda y lo contrario es un estado patológico.

何谓反？

然：其气来实强，是谓太过，病在外；气来虚微，是谓不及，病在内。气来厌厌聂聂，如循榆叶曰平；益实而滑，如循长竿曰病；急而劲益强，如新张弓弦曰死。春脉微弦曰平，弦多胃气少曰病，但弦无胃气曰死，春以胃气为本。

Pregunta

¿Qué es lo contrario?

Respuesta

Si la fuerza del pulso con la que se acerca al dedo explorador es dura y rígida, se le considera como exceso (太过 *tai guo*); es una de las manifestaciones patológicas que indica que la enfermedad se encuentra en la superficie. Pero si la fuerza del pulso con que se acerca al dedo explorador es débil y el pulso se palpa muy delgado, se le conoce como deficiencia (不及 *bu ji*) y revela que la enfermedad se encuentra en el interior. Un pulso que se acerca escondido y suave y da la impresión de que las hojas y ramas de los árboles son mecidas por el movimiento del viento, manifiesta un pulso normal; si se hace más tenso y rígido comparado con lo normal y resbaladizo, como si se estuviera tallando una caña larga de bambú, se considera patológico; si se hace más agudo, con más fuerza y se torna especialmente rígido, como si fuera la cuerda de un arco que recién se ha tensado, puede considerarse pulso mortal. El pulso normal de la primavera es el de tipo ligeramente cuerda; si es de tipo muy cuerda y poca la suavidad que proporciona al pulso la energía del estómago, entonces se califica como pulso patológico. La presencia de un pulso cordalis "puro", sin la suavidad de la energía del estómago, se conoce como pulso mortal; en la primavera, la energía del estómago es la raíz del pulso.

75

夏脉钩，反者为病。何谓反？

然：其气来实强，是谓太过，病在外；气来虚微，是谓不及，病在内。其脉来累累如环，如循琅玕曰平，来而益数，如鸡举足者曰病；前曲后居，如操带钩曰死。夏脉微钩曰平，钩多胃气少曰病，但钩无胃气曰死，夏以胃气为本。

BIBLIOTECA DE
CLÁSICOS CHINOS

Pregunta

El pulso correspondiente al verano es de tipo anzuelo y lo contrario
es un estado patológico. ¿Qué es lo contrario?

Respuesta

Si la fuerza del pulso con la que se acerca al dedo explorador es dura
y rígida, estaremos ante un exceso (太过 *tai guo*) , será una de las
manifestaciones patológicas y reflejará que la enfermedad se encuentra
en la superficie. Si la fuerza del pulso con que se acerca al dedo explorador
es débil y el pulso se palpa muy delgado, será deficiencia (不及 *bu ji*)
y manifestará que la enfermedad se encuentra en el interior.

Si al palpar el pulso se siente como si fuera una cadena de perlas
redondas que no se interrumpe, como si se acariciara la suavidad de la
superficie de una perla, se considerará un pulso normal. Si se torna más
rápido, como si fuera el movimiento de la pata de un gallo al caminar
de prisa, se conocerá como pulso patológico. Si la forma del pulso es
en la primera parte curvo y después recto, como si fuera un anzuelo
muy tenso, se conocerá como pulso mortal. El pulso normal del verano
es ligeramente de tipo anzuelo, pero si es de tipo muy anzuelo y poca
la suavidad que le proporciona la energía del estómago, entonces
estaremos ante un pulso patológico. La presencia de un pulso anzuelo
"puro" , sin la suavidad de la energía del estómago, se conoce como
pulso mortal. En el verano, la energía del estómago es la raíz del pulso.

秋脉毛，反者为病。何谓反？

然：其气来实强，是谓太过，病在外；气来虚微，是谓不及，病在内。其脉来蔼蔼如车盖，按之益大曰平；不上不下，如循鸡羽曰病；按之萧索，如风吹毛曰死。秋脉微毛曰平，毛多胃气少曰病，但毛无胃气曰死，秋以胃气为本。

Pregunta

El pulso correspondiente al otoño es de tipo pluma y lo contrario es
un estado patológico. ¿Qué es lo contrario?

Respuesta

Sí la fuerza del pulso con que se acerca al dedo explorador es dura y
rígida, se conocerá como exceso（太过 *tai guo*）, será una de las manifestaciones patológicas y reflejará que la enfermedad se encuentra en la
superficie. Si la fuerza del pulso con que se acerca al dedo explorador es
débil y el pulso se palpa muy delgado, se conocerá como deficiencia（不及
bu ji）e indicará que la enfermedad se encuentra en el interior. Si el pulso
se acerca flotante, grande, ligeramente lleno, como si fuera la cubierta de
tela de un carruaje, y al palparlo se siente grande, serán indicios de un
pulso normal. Si no es grande ni pequeño y da la impresión de que es
ligeramente áspero, como si se palpara la pluma de una gallina, será
un pulso patológico. Si al palparlo está deficiente y flotante dando la
impresión de que una pluma vuela por el viento, sin tener un sitio donde
detenerse, muy disperso, estaremos ante un pulso mortal. El pulso
normal del otoño es ligeramente de tipo pluma, si es de tipo muy pluma
y poca la suavidad que le proporciona la energía del estómago, entonces
se considerará pulso patológico. La presencia de un pulso pluma "puro",
sin la suavidad de la energía del estómago, es un pulso mortal. En el
otoño, la energía del estómago es la raíz del pulso.

冬脉石，反者为病。何谓反？

然：其气来实强，是谓太过，病在外；气来虚微，是谓不及，病在内。脉来上大下兑，濡滑如雀之啄曰平；啄啄连属，其中微曲曰病；来如解索，去如弹石曰死。冬脉微石曰平，石多胃气少曰病，但石无胃气曰死，冬以胃气为本。

Pregunta

El pulso correspondiente al invierno es de tipo piedra y lo contrario es un estado patológico. ¿Qué es lo contrario?

Respuesta

La fuerza del pulso con que se acerca al dedo explorador es dura y rígida, lo cual se conoce como exceso（太过 *tai guo*）; es una de las manifestaciones patológicas que indica que la enfermedad se encuentra en la superficie. Si la fuerza del pulso con que se acerca al dedo explorador es débil y el pulso se palpa muy delgado, entonces será una deficiencia（不及 *bu ji*）e indicará que la enfermedad se encuentra en el interior.

Si la fuerza con que se acerca el pulso es grande y con que se aleja es pequeña, suave y resbaladiza, como si fuera el picoteo de un gorrión, se considerará un pulso normal; si la sensación del picoteo del gorrión es constante y dentro es interrumpido brevemente, se considerará como pulso patológico; si al acercarse da la impresión de que es una cuerda que se suelta en forma desordenada y al alejarse se siente como si se fuera golpeado por una piedra estaremos ante un pulso mortal. El pulso normal del invierno es ligeramente de tipo piedra, si es de tipo muy piedra y poca la suavidad que le proporciona la energía del estómago, entonces considerará como pulso patológico. La presencia de un pulso piedra "puro", sin la suavidad de la energía del estómago, se conoce como pulso mortal. En el verano, la energía del estómago es la raíz del pulso.

胃者，水谷之海，主禀，四时皆以胃气为本。是谓四时之变，死生之要会也。

脾者，中州也，其平和不可得见，衰乃见耳。来如雀之啄，如水之下漏，是脾衰见也。

【点评】本难讨论四时五脏的正常与反常脉象及其原理，其义与《内经》相通，理解的关键在于两经五脏概念与四时相关，四时脉即五脏脉，惟文字略有差异，举例《素问》"平人气象论""玉机真脏论"二篇文字与《难经》比较如下表：

出处 脉	《内经》	《难经》
春平脉	软弱招招如揭长竿末梢	气来厌厌聂聂如循榆叶
夏病脉	喘喘连属，其中微曲	脉来累累如环，如循琅玕
秋平脉	厌厌聂聂，如落榆荚	脉来蔼蔼如车盖，按之益大
冬	平脉	喘喘累累如钩，按之而坚
	病脉	如引葛，按之益坚

对于文字差异的原因，多数注家认为，是《难经》作者对《内经》文字作了重新整理，如滑寿注。但从上文比较看，二书平脉、病脉亦相错杂，难以贯通，故知本难文字当别有出处。另需指出的是，本难分论脾胃，但都没有提出专脉。其中讲胃是四时之本，脾脉衰见平不见，其与《内经》所论"脾不主时"、位中、属土、养四脏，脉在四时五脏之中的认识一致。二难讲寸口只分尺寸阴阳、四难也只讲浮沉阴阳，则脾胃在尺寸浮沉之中，前后相应在此。

El estómago es el mar de los líquidos y los alimentos y controla la bodega, sitio donde se alimenta o nutre el organismo. En las cuatro estaciones, la energía del estómago es la base del pulso, lo cual significa que la presencia o ausencia de la potencia del estómago puede alterar las características del pulso durante las cuatro estaciones. Como resultado, marca la gravedad de la enfermedad y es el aspecto fundamental que determina el pronóstico.

El bazo se encuentra en el calentador central y la característica normal de su pulso es ser armónico y suave. En condiciones normales no tiene una característica que pueda detectarse y solamente cuando cae en deficiencia puede expresarse. Si el pulso al acercarse al dedo se siente como el picoteo del gorrión, como si fuera el goteo de agua dentro de una habitación, será la manifestación pulsológica del agotamiento del bazo.

BIBLIOTECA DE
CLÁSICOS CHINOS

十六难

曰：脉有三部九候，有阴阳，有轻重，有六十首，一脉变为四时，离圣久远，各自是其法，何以别之？

然：是其病，有内外证。

Decimosexta dificultad

Relación entre los cambios pulsológicos de los cinco
órganos y las manifestaciones clínicas

Pregunta

Puede tomarse el pulso de acuerdo con el método de las tres
regiones y los nueve lugares, el método de diferenciar yin yang, el de
palpar el pulso usando una presión suave o fuerte, evaluar los cambios
según los 60 días (el ciclo depende de la combinación que se hace
en relación con los troncos celestes y las ramas terrestres), así como
analizar los cambios que se observan en concordancia con las cuatro
estaciones. La distancia que hay con los médicos de la Antigüedad es
muy grande, pues en la actualidad los médicos hacen la evaluación de
manera muy individual. ¿Cómo se puede identificar lo que es correcto?

Respuesta

Estas enfermedades se deben diferenciar de acuerdo con sus
manifestaciones internas y externas.

其病为之奈何？

然： 假令得肝脉，其外证善洁、面青、善怒；其内证脐左有动气，按之牢若痛；其病四肢满，闭淋、溲便难、转筋。有是者肝也，无是者非也。

假令得心脉，其外证面赤、口干、喜笑；其内证脐上有动气，按之牢若痛；其病烦心、心痛、掌中热而啘。有是者心也，无是者非也。

BIBLIOTECA DE
CLÁSICOS CHINOS

Pregunta

¿Cuáles son esas manifestaciones?

Respuesta

Cuando se palpa un pulso de hígado, las manifestaciones externas son las siguientes: el paciente está muy alerta, su tinte facial es verdoso y aquel muestra fácil enojo. Las manifestaciones internas son las siguientes: sensación de que algo palpita en la región izquierda de la cicatriz umbilical, sensación de palpar un cordón rígido acompañado de dolor, sensación de distensión y plenitud de las cuatro extremidades, orina en gotas con obstrucción urinaria, constipación, y temblores de los tendones. Si se encuentran estas manifestaciones, serán características de patología del hígado. Si no las hay, obviamente no será una patología del hígado.

Si se palpa un pulso de corazón, las manifestaciones externas son las siguientes: tinte facial rojo, boca seca ocasional y risa con facilidad; las manifestaciones internas son: palpitación sobre la cicatriz umbilical, a la palpación se percibe un cordón rígido y doloroso, sensación de presión con ansiedad en el centro del corazón, dolor del corazón, ardor de las palmas de las manos y náusea. Si hay estas manifestaciones, se tratará de una enfermedad del corazón.

假令得脾脉，其外证面黄、善噫、善思、善味；其内证当脐有动气，按之牢若痛；其病腹胀满、食不消、体重节痛、怠堕嗜卧、四肢不收。有是者脾也，无是者非也。

假令得肺脉，其外证面白、善嚏、悲愁不乐、欲哭；其内证脐右有动气，按之牢若痛；其病喘咳、洒淅寒热。有是者肺也，无是者非也。

假令得肾脉，其外证面黑、善恐欠；其内证脐下有动气，按之牢若痛；其病逆气、小腹里急、泄如下重、足胫寒而逆。有是者肾也，无是者非也。

Si se palpa un pulso del bazo, las manifestaciones externas son las siguientes: tinte facial amarillo, eructos frecuentes, el paciente está muy pensativo y tiene mucho apetito. Las manifestaciones internas son: palpitación en el centro de la cicatriz umbilical, a la palpación se siente un cordón rígido acompañado de dolor, distensión y plenitud abdominal, falta de digestión de los alimentos, pesantez corporal, dolor de las extremidades, cansancio, deseo de dormir y falta de fuerza de las extremidades. Si hay estas manifestaciones, se tratará de una enfermedad del bazo.

Si se palpa un pulso de pulmón, las manifestaciones externas son las siguientes: tinte facial blanco (pálido), estornudos ocasionales, melancolía, pena interna y deseos de llorar. Las manifestaciones internas son: palpitación en la región derecha del ombligo, se palpa un cordón rígido con dolor, respiración asmática, tos, temor al frío y fiebre. Si hay estas manifestaciones, se tratará de una enfermedad del pulmón.

Si se palpa un pulso del riñón, las manifestaciones externas son las siguientes: tinte facial oscuro, mucho temor e hipo. Las manifestaciones internas son: sensación de palpitación en la región inferior a la cicatriz umbilical, se palpa un cordón rígido y doloroso, y ascenso rebelde de la energía, dolor tenso del hipogastrio, heces fecales pastosas o sensación de tracción (o jalón) frío en las piernas o se palpan frías. Si hay estas manifestaciones, se tratará de una patología del riñón.

【点评】本难举例阐述脉证相参的诊脉原则。其原则是：有其脉必有其证，脉证相参，其病乃定。同时还提出五脏病脉证纲目，有重要的临床指导意义。

对于五脏病证，本难用"内证""外证""其病"进行概括，均是五脏五色、情志、功能所主等方面的异常反映。所谓"内证"则是五脏病变在腹部不同部位出现"动气"，通过触按来确定，从而诊断相应脏气的郁滞结聚等病变。五脏在腹部"动气"的分部规律是：脾当脐、左肝右肺、上心下肾。本难所述内证动气之诊，是后世腹诊导源。

又，本难答非所问，疑是错简。

Comentario

La respuesta de esta dificultad no corresponde a la pregunta. *El Clásico de las Dificultades* (难经本义 *nan jing ben yi*) dice: "En este capítulo se pregunta sobre las tres regiones y los nueve lugares y se responden seis apartados que no corresponden" . Da la impresión de que no se tuviera la respuesta adecuada.

十七难

曰：经言病或有死，或有不治自愈，或连年月不已，其死生存亡，可切脉而知之耶？

然：可尽知也。

诊病若闭目不欲见人者，脉当得肝脉强急而长，而反得肺脉浮短而涩者，死也。

Decimoséptima dificultad

Manifestaciones clínicas relacionadas y no
relacionadas con el pulso

Pregunta

En los clásicos médicos de la Antigüedad se decía: algunos
enfermos, debido al desarrollo de la enfermedad, mueren; otros que
están muy graves, incluso sin tratamiento, se curan; y otros más padecen
su enfermedad durante muchos años y no encuentran alivio. ¿Puede
determinarse mediante el pulso la diferencia en cuanto a la evolución de
la enfermedad?

Respuesta

Todo lo anterior se puede determinar por medio del pulso. Si el
enfermo no desea ver a nadie y cierra los ojos, el pulso del hígado
deberá estar muy tenso; por el contrario, si se observa un pulso flotante,
corto y áspero del pulmón, el paciente estará en peligro de muerte.

病若开目而渴，心下牢者，脉当得紧实而数，反得沉涩而微者，死也。

病若吐血，复鼽衄血者，脉当沉细，而反浮大而牢者，死也。

病若谵言妄语，身当有热，脉当洪大，而反手足厥逆，脉沉细而微者，死也。

病若大腹而泄者，脉当微细而涩，反紧大而滑者，死也。

【点评】本难的基本精神是，脉证相应，病情单纯，邪实而正不虚，或虚而未致衰竭，故预后良好。相反，如果脉证相反，则属邪盛正衰，预后不良。具体则可据原文所述，分为如下情况：

①得相克之脉，是所不胜之邪伐生机，导致正气衰竭。

②阳证阴脉（或阴证阳脉），是正气衰竭，不能充脉。

③证虚脉实，或证实脉虚，是邪气猖獗无制，或正气衰竭欲亡。

以上是脉证相应、相反与预后吉凶的一般规律，但临证时还要结合具体情况，不可胶柱鼓瑟，正如张寿颐所说："大失血是虚证，故脉当沉细，如其浮大而牢，脉与病反，固非所宜。然当暴病之初，气火偾张，有升无降，脉来浮大有力，是其常态，果能投药得当，气降火潜，脉即安静，亦不可皆以为必死。惟在大吐大衄之后，失血已多，而脉仍实大，则邪势犹盛，根本不支，斯为危候。抑或脱血久病，脉反弦大刚劲，全无和缓态度，即为真脏脉，亦不可治"。

又，滑寿云："此篇所问者三，答云可尽知也，而止答病之死证，余无所见，当有阙漏"，此说是。

Si el paciente tiene los ojos abiertos, muestra mucha sed y siente de rigidez en la región por debajo del corazón, el pulso deberá ser tenso, exceso y rápido; si por el contrario, si el pulso es profundo, áspero y débil, el paciente estará ante un cuadro de muerte.

Si el paciente tiene hematemesis, obstrucción y sangrado nasal, el pulso deberá ser profundo y delgado[1]; si contrariamente tiene un pulso flotante, grande, tenso y timpánico, el paciente estará frente a un cuadro de muerte.

Si el paciente presenta un lenguaje incoherente, con delirio y tiene el cuerpo con fiebre[2], el pulso deberá ser repleto y grande; por el contrario, si tiene los pies fríos, el pulso será profundo, delgado y perdido, el paciente estará frente a un cuadro de muerte.

Si el paciente tiene timpanismo abdominal y diarrea[3], el pulso deberá ser ligeramente delgado y áspero; por el contrario, si se palpa un pulso tenso, grande y resbaladizo, el paciente estará ante un cuadro mortal.

---

1 Manifestaciones de deficiencia por alguna hemorragia.
2 Manifestaciones que se tienen durante cuadros febriles graves
3 Manifestaciones relacionadas con la doble deficiencia de yang del riñón y bazo.

十八难

大中华文库

曰：脉有三部，部有四经，手有太阴阳明，足有太阳少阴，为上下部，何谓也？

BIBLIOTECA DE
CLÁSICOS CHINOS

Decimoctava dificultad

Explicación de las tres regiones del pulso con los órganos, las vísceras y el sistema de los canales; así como características pulsológicas de las enfermedades por congestión energética

Pregunta

Hay tres regiones donde se palpa el pulso: *cun*–distal, *guan*–media y *chi*–proximal, cada una de las cuales se relaciona con cuatro canales, por ejemplo: el Taiyin de la Mano Canal del Pulmón, el Yangming de la Mano Canal del Intestino Grueso y del Pie, el Taiyang del Pie Canal de la Vejiga y el Shaoyin Canal del Riñón, que se distribuyen en las regiones *cun* derecha y *chi* proximal izquierda, respectivamente. ¿Por qué se establece esta relación y combinación?

大中华文库

　　然：手太阴阳明金也，足少阴太阳水也，金生水，水流下行而不能上，故在下部也。足厥阴少阳木也，生手太阳少阴火，火炎上行而不能下，故为上部。手心主少阳火，生足太阴阳明土，土主中宫，故在中部也。此皆五行子母更相生养者也。

BIBLIOTECA DE
CLÁSICOS CHINOS

Respuesta

El Taiyin de la Mano Canal del Pulmón y el Yangming de la Mano
Canal del Intestino Grueso en el contexto de los cinco elementos se
ubican en el elemento metal; el Shaoyin del Pie Canal del Riñón y el
Taiyang del Pie Canal de la Vejiga pertenecen al elemento agua. De
acuerdo con el ciclo genérico de los cinco elementos, el metal genera al
agua, cuya circulación es descendente; por esto, el riñón y la vejiga se
reflejan en la región inferior (es decir, en la región *chi*–proximal).

El Jueyin del Pie Canal del Hígado y el Shaoyang del Pie Canal
de la Vesícula Biliar pertenecen al elemento madera, la cual genera el
fuego. La madera–hígado–vesícula biliar puede generar el Taiyang de
la Mano Canal del Intestino Delgado y el Shaoyin de la Mano Canal
del Corazón, ubicados dentro del elemento fuego. La naturaleza del
fuego es el ascenso, lo quemante que asciende e inflama; como no
puede descender, se palpa en la región *cun* distal superior. El Jueyin
de la Mano Canal del Pericardio y el Shaoyang de la Mano Canal del
Sanjiao, de acuerdo con los cinco elementos se ubican en el elemento
fuego, y pueden generar el Taiyin del Pie Canal del Bazo y el Yangming
del Pie Canal del Estómago, que pertenecen al elemento tierra. La tierra
se ubica en el centro, por lo cual el sitio donde registra la actividad del
bazo estómago es en la región *guan*–media. Lo que se menciona sobre
el diagnóstico pulsológico de cada canal está en relación con el ciclo
generativo madre–hijo de la teoría de los cinco elementos.

99

脉有三部九候，各何主之？

然：三部者，寸关尺也。九候，浮中沉也。上部法天，主胸以上至头之有疾也；中部法人，主膈以下至脐之有疾也；下部法地，主脐以下至足之有疾也。审而刺之者也。

BIBLIOTECA DE
CLÁSICOS CHINOS

Pregunta

Existe el método diagnóstico del pulso de las tres regiones y los nueve lugares（三部九候 *san bu jiu hou*）. ¿Qué enfermedades diagnostica cada uno de estos lugares?

Respuesta

Las tres regiones se conocen como: *cun*–distal, *guan*–media y *chi*–proximal, y los nueve lugares son resultado de ubicar en cada uno de los tres lugares los niveles superficial, medio y profundo, que dan un total de nueve lugares.

La región *cun*–distal corresponde a la región superior esto es, al cielo; por eso, aquí se refleja la patología que se localiza desde el tórax hasta la cabeza; la región *guan*–media corresponde al centro, es decir, al hombre, el cual se encuentra entre el cielo y la tierra; por ello, aquí se refleja la patología que se haya desde el tórax y el diafragma hasta la cicatriz umbilical. La región *chi*–proximal se encuentra en la parte inferior, corresponde a la tierra y refleja la patología que se encuentra por debajo de la cicatriz umbilical hasta los pies. El diagnóstico se debe hacer como se ha mencionado y posteriormente efectuar el tratamiento acupuntural.

人病有沉滞久积聚，可切脉而知之耶？

然：诊在右胁有积气，得肺脉结，脉结甚则积甚，结微则气微。

诊不得肺脉，而右胁有积气者何也？

然：肺脉虽不见，右手脉当沉伏。

Pregunta

Si un enfermo padece una enfermedad por estancamiento crónico, ¿cómo se puede saber mediante la exploración del pulso?

Respuesta

Si el estancamiento se presenta en la región toracocostal derecha, el pulso del pulmón deberá hacerse interrumpido. En caso de que el pulso interrumpido sea muy grave, está indicará que el problema de estancamiento es muy severo; pero si el pulso interrumpido es suave, reflejará que el estancamiento de la misma manera es leve.

Pregunta

En algunas ocasiones no aparece un pulso interrumpido en el nivel del pulso del pulmón, pero hay estancamiento en la región toracocostal derecha. ¿Por qué ocurre esto?

Respuesta

Aunque en el nivel del pulso del pulmón no se palpe un pulso interrumpido, el pulso de la mano derecha debe ser profundo y escondido.

其外痼疾同法耶？将异也？

然： 结者，脉来去时一止，无常数，名曰结也。伏者，脉行筋下也。浮者，脉在肉上行也。左右表里，法皆如此。假如脉结伏者，内无积聚；脉浮结者，外无痼疾；有积聚脉不结伏，有痼疾脉不浮结，为脉不应病。病不应脉，是为死病也。

Pregunta

Si un enfermo tiene alguna enfermedad crónica incurable con manifestaciones externas, ¿se puede usar el método de diagnóstico descrito o se debe emplear otro?

Respuesta

El pulso conocido como interrumpido y escondido es aquel que al palpitar se interrumpe un instante, sin un orden determinado. El pulso escondido da la impresión de que se localiza por debajo de los tendones.

El pulso profundo y escondido es lo contrario al pulso flotante, aquel que se palpa sobre la superficie del músculo.

Las enfermedades crónicas por estancamiento interno o externo, izquierdo o derecho, se manifiestan por un pulso interrumpido y escondido, lo cual indica que la obstrucción se encuentra en el interior, en consecuencia, el método de diagnóstico pulsológico es el mismo Si es flotante e interrumpido, revelará que la obstrucción se encuentra en el exterior; si está interrumpido en el lado izquierdo, la enfermedad se halla en el lado izquierdo; si está interrumpido del lado derecho, la enfermedad aparece en el lado derecho.

Si el pulso es interrumpido y escondido e internamente no hay manifestaciones de obstrucción, o si el pulso es interrumpido y flotante y no hay manifestaciones de patología crónica en el exterior, o si internamente hay enfermedad por estancamiento y no se presenta un pulso interrumpido y escondido, o si externamente hay alguna enfermedad crónica y el pulso no es interrumpido y flotante, serán situaciones en las que la enfermedad no corresponde al pulso, o viceversa. También se considera una enfermedad de difícil tratamiento, e incluso puede ser mortal.

大中华文库

106

【点评】本难论三部九候脉法，对其脉位分部、切按手法、脏腑配位、分部主病作了提纲性阐述，并举积聚、瘤疾的脉诊为例作了应用说明。

关于脉位分部和脏腑配位，其基本原理是按五行更替相生序次，将经脉脏腑配置于左右寸口上下三部，示意如下

三部　　　　左右手	左	右
寸	手少阴心 手太阳小肠　　火	金　　手太阴肺 手阳明大肠
关	足厥阴肝 足少阳胆　　木	土　　足太阴脾 足阳明胃
尺	足少阴肾 足太阳膀胱　　水	火　　手厥阴心包 手少阳三焦

《内经》也有三部九候之名，但只是全身九处脉动诊察点而分天地人三部，《难经》的三部九候则是一种脉诊方法模式，以三部为纵、九候为横，纵横交叉体察脉动变化，收集生理、病理信息，同时诊脉部位也更加方便、适用，因而是脉诊方法的进步。关于寸关尺三部的经脉脏腑脉位配置，王叔和、李时珍、张景岳、吴谦等，基本遵《难经》而大同小异。同者，五脏脉位相同；异者，大小肠脉位不同。王叔和依五行相生、脏腑相合原理，配之于两寸；李时珍、张景岳、吴谦则据三部配三焦脏腑而配之于两尺，均系《难经》所论。两者的是非，难以断定，应根据临床实际病证选用：如病证涉脏腑相合者从前，如心火下移小肠诊左寸；如病证涉病位在下焦者从后，如大肠痛诊右尺，不宜拘泥。

自《难经》创建三部九候脉法以来，迅即成为中医临床的主流脉法，历代沿用至今。然而近百年来，对于《难经》三

El Canon de las 81 Dificultades del
Emperador Amarillo
Decimoctava dificultad

BIBLIOTECA DE
CLÁSICOS CHINOS

107

Comentario

De acuerdo con este capítulo la forma en que se ubica a los canales en las tres zonas del pulso es como sigue:

Lado	Plano	Cun	Guan	Chi
Izquierdo	Superficial	I. Delgado [1]	V. Biliar	Vejiga
	Profundo	Corazón	Hígado	Riñón
Elemento		Fuego	Madera	Agua
Derecho	Superficial	I. Grueso	Estómago	Sanjiao
	Profundo	Pulmón	Bazo	Pericardio
Elemento		Metal	Tierra	Fuego

A partir de la ubicación de los órganos en las diferentes zonas del pulso, a lo largo de la historia se ha desarrollando una ubicación distinta, dependiendo de la evolución de algunos conceptos teóricos. A continuación se describe la forma en que hicieron tres de los más importantes exponentes de la medicina china:

---

1   En esta obra se refiere el nombre del canal, para facilitar su comprensión, aquí se ubica el nombre del órgano del cual toma su nombre, así por ejemplo, aquí debe escribirse, Taiyang de la Mano Canal del Intestino Delgado.

部九候脉法的责难不断，中医则自辩有大量医疗实践文献以为实证。这是站得住的理由。《难经》寸口脉法问世之后，《伤寒论》《金匮要略》遵而用之，建立了中医理法方药贯通一体、理论临床互动互证的医学理论验证和发展的方法学模式，使中医学虽历经冲击而顽强生存下来，其中必有至理存焉。至于如何论证和解释，则需要摆脱以往还原论生物医学研究方法的拘束，寻求对中国式系统生命观及其医学研究的新思路、新方法，才能探究到三部九候脉法的奥秘。

大中华文库

		Cun		Guan		Chi	
		Izquierdo	Derecho	Izquierdo	Derecho	Izquierdo	Derecho
Wang Shuhe [1]		I.Delgado	I.Grueso	V. biliar	Estómago	Vejiga I.D.	Mingmen
		Corazón	Pulmón	Hígado	Bazo	Riñón	Riñón
Li Shizhen [2]		Tanzhong [3]	Centro del tórax	V. biliar	Estómago	Vejiga	Mingmen e I. delgado
		Corazón	Pulmón	Hígado	Bazo	Riñón	Riñón
Zhang Jingyue [4]		Pericardio	Tanzhong	V. biliar	Estómago	Vejiga y riñón	Mingmen e I. grueso
		Corazón	Pulmón	Hígado	Bazo	I. grueso	Sanjiao

1 王叔和 Wang Shuhe (Siglo III d. C.), Autor del 脉经 mai jing Canon del Pulso, considerado por los historiadores como el primer libro especializado de pulsología, además de ser ubicado como el primer revisor del Tratado de criopatología (伤寒论 *shang han lun*)

2 李时珍 Li Shizhen (1518-1593). Es sin duda considerado como uno de los teóricos más importantes de la medicina tradicional china, es el autor del Gran Tratado de Materia Médica (本草纲目 *ben cao gang mu*), la obra más importante de la materia médica de la sinomedicina. Es también autor de varias obras como Pulsología de Bin Hu (濒湖脉学 *Bin hu mai xue*), una de las obras más reconocidas sobre pulsología. Bin Hu es otro de los nombres de Li Shizhen, el Examen de los Ocho Canales Extraordinarios (奇经八脉考 *qi jing ba mai kao*), Teoría Esquemática de los Cinco Órganos (五脏图论 *wu zang tu lun*) y Examen sobre el Mingmen (命门考 *ming men kao*).

3 膻中 Tan zhong. Este concepto al menos tiene cuatro significados: a. Es un sitio del organismo ubicado en el centro del pecho a la altura de los pezones; b. Hace referencia al pericardio; c. Nombre de un punto energético (RM 17) y d. Término del Qigong

4 张景岳 Zhang Jingyue (1563-1640). Otro de los teóricos más importantes de la dinastía Ming, Autor de una de las obras más fundamentales para el estudio del Neijing y Nanjing es decir el Canon Clasificado (类经 *lei jing*), en la que ordena el contenido de estas obras en temas específicos (类 *lei*).

十九难

曰：经言脉有顺逆，男女有恒，而反者，何谓也？

Decimonovena dificultad

Pulso normal y anormal del hombre y la mujer

Pregunta

En los clásicos médicos de la Antigüedad se decía: hay pulso acorde（顺 *shun*）y discorde（逆 *ni*）. Las características funcionales del pulso del hombre y de la mujer tienen sus rasgos, por lo cual, se pueden presentar pulsos anormales. ¿Cuáles son éstos?

　　然：男子生于寅，寅为木，阳也；女子生于申，申为金，阴也。故男脉在关上，女脉在关下。是以男子尺脉恒弱，女子尺脉恒盛，是其常也。反者，男得女脉，女得男脉也。

大中华文库

BIBLIOTECA DE
CLÁSICOS CHINOS

Respuesta

La hora 寅 *yin* (de 3 a 5 de la mañana)[1] es el alba, periodo en que la energía yang comienza a crecer; de los cinco elementos corresponde a la madera, por lo cual se dice que el hombre nace en 寅 *yin*, que es una expresión de lo yang masculino. En la hora 申 *shen* (15:00–17:00) se inicia el atardecer, momento en que la energía yin comienza a crecer; de los cinco elementos corresponde al metal, por lo cual se dice que la mujer nace en 申 *shen*. Por lo anterior, esta característica especial del pulso del hombre se encuentra en la región *cun* distal, superior a *guan*– media.

Por lo mismo, en el hombre el pulso en la región *chi* es débil, y en la mujer el pulso en la región *chi* es potente; éste es el pulso normal en el hombre y la mujer. Si en el hombre el pulso en la región *chi* es potente (pulso tipo de mujer) o si en la mujer aparece un pulso suave en la región *chi* proximal (pulso tipo de hombre), entonces se trata de un pulso anormal.

113

---

1   No confundir con el término yin de la teoría yin yang; aquí, el yin es el vocablo que se
      aplica a la tercera rama terrestre （子 *zi* 丑 *chou* 寅 *yin* 卯 *mao*…）.

其为病何如?

然: 男得女脉为不足,病在内;左得之病在左,右得之病在右,随脉言之也。女得男脉为太过,病在四肢;左得之病在左,右得之病在右,随脉言之,此之谓也。

【点评】本难讨论男女生理禀赋差异在脉象上的表现。男女两性阴阳五行属性不同,在脉象上也应有所区别,如本难所说男寸盛而尺弱;女寸弱而尺盛,若得相反脉象则发病。男女生理禀赋是有差异的,这在《素问·上古天真论》已有论述,《难经》从脉象探讨这一差异是有意义的,至于脉象差异是否如本难所论,有待进一步研究。

Pregunta

¿Cuáles son las manifestaciones clínicas de las enfermedades en que se encuentra un pulso contrario?

Respuesta

Cuando en el hombre se presenta un pulso tipo mujer, se está ante un cuadro de deficiencia de yang, o sea, una enfermedad que se origina en el interior. Si dicha situación ocurre en el lado izquierdo, la enfermedad estará en el lado izquierdo; si aparece en el pulso del lado derecho, la enfermedad se hallará en el lado derecho.

El sitio se determina de acuerdo con tales principios. Si la mujer presenta un pulso tipo de hombre, indicará que hay una exuberancia de yang. La enfermedad se manifiesta en las cuatro estaciones; si ocurre en el pulso del lado derecho, la enfermedad se hallará en el lado derecho; si lo hace en el pulso del lado izquierdo, la enfermedad estará en el lado izquierdo; el sitio también se determina de acuerdo con estos principios. Éstas son las situaciones de los pulsos anormales para el hombre y la mujer.

二十难

曰：经言脉有伏匿。伏匿于何脏而言伏匿邪？

Vigésima dificultad

Los pulsos escondidos yin y yang

Pregunta

En los clásicos médicos de la Antigüedad se menciona que el pulso tiene cosas ocultas y aspectos médicos, ¿en qué sitio del órgano se encuentra lo oculto y escondido?, ¿cuál es la razón de esto?

BIBLIOTECA DE
CLÁSICOS CHINOS

117

然：谓阴阳更相乘，更相伏也。脉居阴部而反阳脉见者，为阳乘阴也，脉虽时沉涩而短，此谓阳中伏阴也；脉居阳部而反阴脉见者，为阴乘阳也，脉虽时浮滑而长，此谓阴中伏阳也。

重阳者狂，重阴者癫。脱阳者见鬼，脱阴者目盲。

【点评】本难通过讨论脉象阴阳相乘、相伏、相重、脱失，阐述阴阳病脉的演变过程。先论脉象阴阳相乘、相伏是寸部夹杂有阴脉、尺部夹杂有阳脉；继论脉象重阴重阳，则重阴重阳是由阴阳相乘发展而来；再论脱阳、脱阴，则脱阴脱阳又是从重阴重阳发展而来，以致出现阳部脉脱、阴部脉脱，从而说明病变由阴阳之盛至阴阳之极而脱亡的过程。

"重阳"句，滑寿说"此五十九难之文，错简在此"，而滕万卿则认为"彼所论则脏气偏实之所生，病从内也；此即伤寒热病阳证等所见，病从外也，故见鬼、目盲乃死。彼所谓狂癫，正气自失，精神放散，不归本舍，历年之久，犹尚未已。岂有目盲见鬼之危乎？"据此，则本难狂癫有似症状性精神失常，而五十九难之狂癫则属精神病患范畴。此说甚辩，临床有征，可从。

Respuesta

Lo anterior significa que yin y yang se amortajan y ocultan mutuamente. Al encontrar en la región yin del pulso una actividad pulsológica contraria, es decir, un pulso yang flotante, resbaladizo y largo, esto es porque se oculta y amortaja en la región yin del pulso. De la misma forma, el pulso a nivel de la región yang en ocasiones puede expresar un pulso yin profundo, áspero y corto, lo cual significa que el pulso yang esconde un pulso yin. Cuando en la región yang se observa un pulso de tipo yin profundo, áspero y corto, esto significa que el pulso yin se esconde y amortaja en la región yang. En ocasiones el pulso yin puede parecer de tipo yang, flotante, resbaladizo y largo, lo cual se conoce como *pulso yin que esconde a un pulso yang*.

Cuando en las regiones proximal y distal del pulso se observa un pulso de tipo yang es indicativo de enfermedad maníaca (狂 *kuang*) ; en cambio, cuando en las regiones proximal y distal se ve un pulso de tipo yin, se trata de enfermedad depresiva (癫 *dian*) . El colapso de yang puede manifestarse por delirio que ve demonios y el colapso de yin porque hay falta de visión clara con los ojos.

BIBLIOTECA DE
CLÁSICOS CHINOS

二十一难

曰：经言人形病脉不病曰生，脉病形不病曰死，何谓也？

然：人形病脉不病，非有不病者也，谓息数不应脉数也，此大法。

【点评】本难以脉测人，强调脉诊重要。盖脉象是体内脏腑气血及其活动的反映，外以内为本，人的形体虽显病恙，但脉没有明显病象，说明气血尚未至大乱，故知体无大碍；反之，形病虽未觉显病痛，但若脉已见败象，则预后不良。这里"病"与"不病"，只就表面或病象明显与否而言。此外，本难也可说明舍证从脉的辨证方法，对于临床诊治有一定指导意义。

本难答辞，难于理解，注家多疑文有脱误，可从。

Vigesimoprimera dificultad

Relación entre las lesiones corporales y el pulso

Pregunta

En las obras clásicas médicas de la Antigüedad se dice: cuando el cuerpo está enfermo, pero el pulso no refleja dicha patología, se considera que es de buen pronóstico; por el contrario si el pulso refleja la enfermedad y el cuerpo no muestra ninguna manifestación clínica, se considerará que es de mal pronóstico. ¿Cuál es la razón de esto?

Respuesta

Cuando el cuerpo está enfermo y el pulso no lo refleja, esto no indica necesariamente que no haya enfermedad; aquí se hace alusión a que el número de pulsaciones y el número de ciclos respiratorios (inspiración-espiración) no corresponde. Este es uno de los métodos más importantes de evaluación del pulso.

二十二难

曰：经言脉有是动，有所生病，一脉变为二病者，何也？

Vigesimosegunda dificultad

Enfermedad agitante, enfermedad generada
y relación con la sangre y la energía

Pregunta

En los clásicos médicos de la Antigüedad se dice que los 12 canales tienen enfermedades tipo "agitante" (是动病 *shi dong bing*) y de tipo "ahí generada" (所生病 *suo sheng bing*). ¿Cuál es la razón de que la enfermedad de cada canal sea de dos tipos?

然：经言是动者，气也；所生病者，血也。邪在气，气为是动；邪在血，血为所生病。气主呴之，血主濡之。气留而不行者，为气先病也；血壅而不濡者，为血后病也。故先为是动，后所生病也。

大中华文库

Respuesta

En las obras clásicas médicas de la antigüedad se dice que las enfermedades de tipo "agitante" (是动病 *shi dong bing*) se derivan de la energía; a su vez las enfermedades tipo "ahí generada" (所生病 *suo sheng bing*), se encuentran en la sangre.

Cuando la enfermedad se localiza en la región energética, los cambios patológicos de la energía son de tipo movimiento, agitación y revuelo, por lo cual se conoce como enfermedades tipo agitante. Cuando la enfermedad se encuentra en la región hemática con cambios patológicos de la sangre, se ha generado ahí un proceso morboso definido, por lo cual, se conoce como enfermedad de tipo "generada". Una de las principales funciones de la energía es proporcionar el calor al organismo; mientras de que las dos principales funciones de la sangre son nutrir y lubricar el organismo. Cuando la energía se estanca y no circula adecuadamente, se pierde la capacidad para calentar el cuerpo, en cuyo caso se produce inicialmente una enfermedad de la energía. Más tarde si la sangre no circula y pierde la capacidad para nutrir y lubricar, aparecerá una enfermedad de la sangre, por lo cual se afirma que primero se presenta una enfermedad de tipo "agitante" y luego una de tipo "ahí generada".

【点评】本难阐释"是动""所生病"的含义，以气血先后为论，则是动病在气分，所生病在血分。《难经》此解与《灵枢·经脉》篇所述病候相对照，似难理解，故徐大椿说："此就气血以言病，与《经脉篇》本旨异"。但若放下成见，以《难经》别引经论，则此说又能自成一理，其理论意义和临床价值影响深远。此外，本难提出"气主呴之，血主濡之"，高度概括了气血的生理功能，对于理解气血的功能特性，掌握气血的病变规律、病证特点及其治疗原则，都有启发意义。

Comentarios:

Los términos tipo agitante（是动病 *shi dong bing*）y ahí generada
（所生病 *suo shengbing*）quizá no estén traducidos correctamente,
pero parecen los más adecuados. Con seguridad al consultar otras obras
siempre habrá discrepancias, un hecho que ha ocurrido a lo largo de la
historia. De cualquier forma, el concepto（所生病 *suo shengbing*）
implica que la energía patógena puede ser más repleta en un solo sitio,
que es el canal; así, a lo largo de este canal se presentarán cambios más
fácilmente, como murmullo, agitación, movimiento y palpitación. De
ahí el nombre. 是 *shi* equivale al verbo ser o estar, 动 *dong* significa
movimiento y 病 *bing* enfermedad o proceso morboso.

Cuando la energía patógena ha penetrado los órganos, significa
que lo hace a la parte estructural, es decir, hasta la porción material de
la dupla sangre–energía, por lo cual se dice que está "ahí generada" :
所 *suo* significa sitio, lugar, local, sede, lo que, por lo que,
alrededor de, poco más o menos, etc; 生 *sheng* significa nacimiento, dar
origen, producir, etc.; y 病 *bing* enfermedad, proceso morboso.

Dicho término aparece referido en el *Lingshu*, en el capítulo sobre
los canales（灵枢 - 经脉 *ling shu-jing mai*）. Quizá 张景岳 Zhang
Jingyue da una buena explicación de este término en su libro *El Canon
Clasificado*（类经 *lei jing*）, donde explica que la enfermedad de tipo
"agitante" se caracteriza por movimientos y cambios frecuentes,
mientras que la enfermedad de tipo "ahí generada" se encuentra en los
cinco órganos, por lo cual se dice que está ahí generada.

El Canon de las 81 Dificultades del
Emperador Amarillo
Capítulo 2

BIBLIOTECA DE
CLÁSICOS CHINOS

129

Capítulo 2

CANALES Y COLATERALES

El sistema de canales y colaterales es uno de elementos más importantes de la teoría de la medicina tradicional china; es una parte fundamental en cada una de sus ramas, como acupuntura, moxibustión, masaje, etc., que serían diferentes sin este sustento teórico.

En este capítulo se incluyen desde la dificultad vigesimotercera hasta la vigesimonovena. Aquí se menciona la longitud y secuencia de los canales principales, así como las manifestaciones y pronóstico del colapso de la energía de cada uno de ellos. Se da una explicación especial de la relación entre los 12 canales principales y los 15 canales colaterales. Como característica particular, se estudian los ocho canales extraordinarios, se menciona el canal del pericardio como un vaso derivado del canal del corazón (completando así los 12 canales principales) y se concluye que, a pesar de haber cinco órganos y seis vísceras, hay 12 canales.

Respecto a los ocho canales extraordinarios, a pesar de que en el *Neijing* se estudian, no se hace una descripción tan sistemática como en este texto. Aquí se mencionan el significado, su contenido, la circulación, el sitio de partida y el final de cada uno de ellos, se establece la relación con los canales principales o regulares, y se describen las manifestaciones clínicas cuando dichos canales son afectados por alguna enfermedad. Este capítulo es fundamental, para entender el funcionamiento y la importancia de los ocho canales extraordinarios.

131

二十三难

曰：手足三阴三阳，脉之度数，可晓以不？

大中华文库

Vigesimotercera dificultad

Longitud y circulación de los canales, así como valor diagnóstico de la "boca del pulso" y región del pulso de la arteria carótida

Pregunta

¿Se puede determinar el tamaño de los tres canales yin y los tres canales yang de la mano y del pie?

　　然：手三阳之脉，从手走头，长五尺，五六合三丈。手三阴之脉，从手至胸中，长三尺五寸，三六一丈八尺，五六三尺，合二丈一尺。足三阳之脉，从足至头，长八尺，六八四丈八尺。足三阴之脉，从足至胸，长六尺五寸，六六三丈六尺，五六三尺，合三丈九尺。人两足跷脉，从足至目，长七尺五寸，二七一丈四尺，二五一尺，合丈五尺。督脉、任脉各长四尺五寸，二四八尺，二五一尺，合九尺。凡脉长一十六丈二尺，此所谓十二经脉长短之数也。

大中华文库

El Canon de las 81 Dificultades del
Emperador Amarillo
Vigesimotercera dificultad

BIBLIOTECA DE
CLÁSICOS CHINOS

135

Respuesta

Los tres canales yang de la mano circulan desde la mano hasta la cabeza, cada uno de los cuales mide cinco pies (尺 *chi*) [1] de largo. Hay tres canales de cada lado, lo que da un total de seis que multiplicados por cinco dan 30 pies, es decir, 3 丈 *zhang*.

Los tres canales yin de la mano circulan de la mano hacia el tórax [2], cada uno de los cuales mide tres pies (*chi*) y cinco pulgadas de largo. Hay tres canales de cada lado, lo que da un total de seis, de modo que seis x 3.5 *chi* equivale a 21 *chi*, es decir, dos *zhang* y un *chi*.

Los tres canales yang del pie circulan del pie hasta la cabeza, cada uno de los cuales mide ocho pies (*chi*) de largo. Hay tres canales de cada lado, lo que da un total de 6 de manera que 6 x 8 equivale a 48 pies, o sea, cuatro *zhang* y ocho pies.

Los tres canales yin del pie circulan de los pies al tórax, cada uno de los cuales mide seis pies y cinco pulgadas. Hay tres canales de cada lado que suman un total de seis, de modo que seis por 6,5 pies son 39 pies, es decir, tres *zhang* y nueve pies.

Los canales extraordinarios qiao mai que circulan desde los pies, a partir de los maléolos hasta los ojos, suman una longitud de 7,5 pies. Existen dos canales, uno a la izquierda y el otro a la derecha, que en total miden 15 pies, es decir un *zhang* con cinco pies.

Además, existen los canales renmai y dumai, cada uno de los cuales mide 4,5 pies, de modo que en total son nueve pies.

---

1   De acuerdo con las medidas de la dinastía Han, un *chi* equivale a 23.04 cm y 10 *chi* a un *zhang*, es decir, 230.4 cm.

2   Aquí aparece una discrepancia en cuanto al sentido de la circulación de los canales, con la que aparece en el capítulo acerca de los canales del Lingshu; sin embargo, esto no es importante porque en este apartado se analiza la longitud de los canales igual si se miden de arriba abajo o viceversa. Este mismo criterio se aplica al apartado siguiente.

经脉十二、络脉十五，何始何穷也？

然：经脉者，行血气、通阴阳，以荣于身者也。其始从中焦，注手太阴、阳明；阳明注足阳明、太阴；太阴注手少阴、太阳；太阳注足太阳、少阴；少阴注手心主、少阳；少阳注足少阳、厥阴；厥阴复还注手太阴。别络十五，皆因其原，如环无端，转相灌溉，朝于寸口、人迎，以处百病，而决死生也。

大中华文库

El Canon de las 81 Dificultades del
Emperador Amarillo
Vigesimotercera dificultad

BIBLIOTECA DE
CLÁSICOS CHINOS

137

La longitud de todos los canales que se menciona es de 16 *zhang* y dos pies (162 pies).

Pregunta

¿Cuál es la dirección y secuencia y cuáles los sitios donde se inician y terminan los 12 canales y los 15 vasos colaterales（十五络脉 *shi wu luo mai*）?

Respuesta

Las principales funciones de los 12 canales son movilizar sangre y energía, así como atravesar y comunicar los órganos, vísceras, tejidos y estructuras que pueden dividirse en yin y yang, lo cual permite que todo el organismo se nutra adecuadamente. Su circulación es la siguiente: empieza en el calentador medio y penetra inicialmente el Taiyin de la Mano Canal del Pulmón y el Yangming de la Mano Canal del Intestino Grueso; desde el Yangming de la Mano penetra el Yangming del Pie Canal del Estómago y el Taiyin del Pie Canal del Bazo; de ahí pasa al Shaoyin de la Mano Canal del Corazón y al Taiyang de la Mano Canal del Intestino Delgado, para dirigirse al Taiyang del Pie Canal de la Vejiga y al Shaoyin del Pie Canal del Riñón; desde este último pasa al Jueyin de la Mano Canal del Pericardio y al Shaoyang de la Mano Canal del Sanjiao, y por último pasa al Shaoyang del Pie Canal de la Vesícula Biliar y al Jueyin del Pie Canal del Hígado; y luego se vuelve a conectar con el Taiyin de la Mano Canal del Pulmón.

Los 15 vasos colaterales son ramas que se separan de los canales principales o regulares y tienen una circulación circular, por lo cual no cuentan con un punto de inicio y de fin; además movilizan sangre y energía a lo largo del cuerpo. La energía de cada canal y de los vasos

经云明知终始，阴阳定矣，何谓也？

然：终始者，脉之纪也。寸口、人迎，阴阳之气，通于朝使，如环无端，故曰始也。终者，三阴三阳之脉绝，绝则死，死各有形，故曰终也。

【点评】本难阐述经脉长度、经气走向、循环流注次序等基本知识，并指出经脉气血转相灌注，通过十五络脉加强互为表里两经之间的联系，发挥"行气血、通阴阳，以荣于身"的生理作用，而阴阳气血皆朝会于人迎、寸口，故成为诊脉之处。显然这是对一难诊脉原理的进一步论证。

关于经脉的长度，本难与《灵枢·脉度》记载相同，惟文字略有小异。考其数字，任督同长，足三阳同长，手三阳及手足三阴亦然，而且奇经只计督、任、跷，未及冲、带、维，跷脉阴阳四条只计二条，显然不完善，仅作计算之参考。关于寸口、人迎的部位，《内经》有人迎、寸口对比脉诊法，则寸口指手太阴太渊脉动处，人迎指足阳明经挟喉两旁脉动处；王叔和则以寸口脉之左寸为人迎，右寸为寸口。本难人迎、寸口所指，从独取寸口以决死生的诊脉法分析，当是后者，为王氏所本。

se reúne en la región de la "boca del pulso" y en el punto Renying; por tanto, se puede hacer el diagnóstico pulsológico sobre estos dos sitios y determinar el pronóstico de las enfermedades.

BIBLIOTECA DE
CLÁSICOS CHINOS

Pregunta

En los clásicos médicos de la Antigüedad se dice: al conocer los puntos de inicio y final de la energía en los canales se puede determinar el estado de yin y yang en cada canal. ¿Cómo se puede entender este aspecto?

Respuesta

Los puntos de inicio y final de la energía de los canales son un aspecto fundamental. Lo que se conoce como punto de inicio es el sitio de la energía yin y yang de cada canal, que confluye en la "boca del pulso" y en el punto 人迎 *ren ying* (que corresponde al pulso de las carótidas); desde aquí, circulan en un circuito cerrado a todo el cuerpo, por esto a estos sitios se les considera como el lugar donde se inicia la energía de los canales. Lo que se conoce como punto final se refiere al lugar donde termina la energía de los tres canales yin y de los tres canales yang, cuando termina o se agota, llega la muerte. Hay diferencias en cuanto a las manifestaciones cuando llega la muerte, Esto es lo que se hace alusión al concepto "final la energía de los canales" .

二十四难

曰：手足三阴三阳气已绝，何以为候？可知其吉凶不？

Vigesimocuarta dificultad

Manifestaciones y pronóstico del agotamiento
energético de cada canal yin–yang

BIBLIOTECA DE
CLÁSICOS CHINOS

Pregunta

¿Cuáles manifestaciones pueden presentarse cuando hay
agotamiento de la energía de los tres canales yin y yang de la mano y
del pie?, ¿puede determinarse el pronóstico de las enfermedades?

141

　　然：足少阴气绝，即骨枯。少阴者，冬脉也，伏行而温于骨髓。故骨髓不温，即肉不著骨；骨肉不相亲，即肉濡而却；肉濡而却，故齿长而枯，发无润泽；无润泽者，骨先死。戊日笃，己日死。

　　足太阴气绝，则脉不营其口唇。口唇者，肌肉之本也。肌不营，则肌肉不滑泽；肌肉不滑泽，则肉满；肉满则唇反，唇反则肉先死。甲日笃，乙日死。

大中华文库

Respuesta

El agotamiento o colapso de la energía del Shaoyin del Pie Canal del Riñón se manifiesta por huesos sobresalientes con atrofia ósea. Dicho canal del Riñón se ubica dentro del órgano del invierno y su rama profunda circula hasta el interior, para calentar y nutrir la médula ósea. Por ello, si la médula ósea no recibe la nutrición del riñón, los músculos que cubren el hueso no podrán hacerlo. Cuando no están juntos los huesos y los músculos, se presenta atrofia y debilidad de los segundos, al haber atrofia de músculos y huesos, las encías se retraen y los huesos parecen más largos y secos y el pelo pierde brillo. La pérdida de brillo del pelo es una de las primeras manifestaciones de mal pronóstico. Este tipo de enfermedades se agrava en los días, y la muerte puede ocurrir en los días 己 *ji*[1].

En el agotamiento o colapso de la energía del Taiyin del Pie Canal del Bazo, la energía del canal no podrá nutrir a los labios, ya que la actividad y la nutrición de los músculos son aportadas por el bazo. Este canal envía sangre y energía para nutrir a los labios, por lo cual es uno de los elementos principales para diagnosticar la nutrición o debilidad de los músculos. Si la nutrición de los músculos se agota, éstos perderán su fortaleza y brillantez. Si los labios no están bien lubricados, podrán inflamarse y la piel se agrietará, lo cual hará que el surco nasolabial se torne tan flácido que llegue a desaparecer, e incluso puede parecer que los labios están caídos. Esto es una de las manifestaciones iniciales de muerte de los músculos. Tal situación se agrava en los días 甲 *jia* y la muerte puede ocurrir en los días 乙 *yi*.

143

---

1 Ver los calendarios de los años 2014 y 2015 al final del texto.

足厥阴气绝，即筋缩，引卵与舌卷。厥阴者，肝脉也。肝者，筋之合也。筋者，聚于阴器而终于舌本。故脉不营，则筋缩急；筋缩急则引卵与舌；故舌卷卵缩，此筋先死。庚日笃，辛日死。

手太阴气绝，即皮毛焦。太阴者，肺也，行气温于皮毛者也。气弗营，则皮毛焦；皮毛焦，则津液去；津液去，则皮节伤；皮节伤，则皮枯毛折；毛折者，则毛先死。丙日笃，丁日死。

大中华文库

El agotamiento o colapso de la energía del Jueyin del Pie Canal del Hígado se puede manifestar por contracción tendinosa y sensación de tracción testicular y de la lengua, pues el Jueyin del Pie es el canal del hígado. Este órgano controla la nutrición y actividad de los tendones y los canales se concentran o reúnen en los genitales externos, y también se enlazan con la lengua. Cuando la energía del Jueyin del Pie se agota, no podrá nutrir a los tendones, en cuyo caso se presenta contracción de los tendones, la cual se refleja especialmente en el nivel de los testículos y de la lengua y puede producir la contracción de la lengua y espasmos ascendentes de los testículos. En ocasiones se presenta lengua enrollada y contracción de los testículos, manifestaciones iniciales de la muerte de los tendones. Esta enfermedad se agrava durante los días 更 *geng* y la muerte puede ocurrir durante los días 辛 *xin*.

El agotamiento o colapso de la energía del Taiyin de la Mano Canal del Pulmón se puede manifestar por la presencia de vello corporal seco y quebradizo. Debido a que este canal pertenece al pulmón, una de sus funciones es enviar la energía jing, esencial para nutrir y calentar la piel y el vello. Cuando la energía del Taiyin de la Mano se agota, no podrá enviar los nutrientes a la piel y el vello, por lo que éste se hará seco y quebradizo, así como la piel seca. Esto explica porqué la piel pierde su lubricación. Al perder la brillantez de los líquidos, la piel (en especial la cercana a las articulaciones) se lesiona y agrieta y el vello corporal se cae, por lo cual la caída del vello es una de las manifestaciones iniciales de muerte. Esta enfermedad se agrava durante los días 丙 *bing* y la muerte puede ocurrir durante los días 丁 *ding*.

手少阴气绝，则脉不通；脉不通，则血不流；血不流，则色泽去。故面色黑如黧。此血先死。壬日笃，癸日死。

三阴气俱绝者，则目眩转、目瞑；目瞑者，为失志；失志者，则志先死，死即目瞑也。

六阳气俱绝者，则阴与阳相离。阴阳相离，则腠理泄，绝汗乃出，大如贯珠，转出不流，即气先死。旦占夕死，夕占旦死。

【点评】本难阐述手足三阴经气竭绝的证候表现和预后。经脉之气源于脏腑，经气的虚实亦决定于脏腑之气的盛衰，故经气终绝就是脏腑之气的衰竭，而五脏外合五体、五官、七窍，所以脏腑经脉病变多表现所合形体官窍上，如足少阴气绝则骨枯、齿长而枯、发无润泽，其实就是肾气内竭的外在征象。至于三阴经气同绝、六阳经气同绝，显然比单经气绝证候更恶、预后更差。

本难文字与《灵枢·经脉》篇大同小异，而《素问·诊要经终论》《灵枢·终始》篇亦有六经终绝证候的论述（不分手足），可以参考。

En el agotamiento o colapso de la energía del Shaoyin de la Mano Canal del Corazón, la movilización de la sangre en los canales se obstruye, en cuyo caso la piel pierde su brillo y el tinte facial se torna oscuro con líneas amarillas. Por ello este tinte obscuro con líneas amarillas es una manifestación de muerte. Este tipo de enfermedad se agrava en los días 壬 *ren* y la muerte puede ocurrir en día 癸 *gui*.

Cuando se agota la energía de los tres canales yin de la mano y del pie, se presenta vértigo, fosfenos y visión borrosa y en casos severos se llega hasta incapacidad para abrir los ojos. que el enfermo no pueda abrir los ojos indica que hay pérdida del espíritu, en cuyo caso denota la pérdida de la vid; por eso no puede abrir los ojos.

Cuando se agota la energía de los seis canales indica la separación de yin–yang, en cuyo caso la energía yang se escapa en el exterior, los orificios sudoríparos no se cierran y la energía se escapa con el sudor. Este sudor sale como rosario de perlas, que se desplaza por la piel, y este tipo se sudoración se conoce como sudor de colapso, que es una manifestación inicial de la muerte de la energía. Cuando el sudor de colapso aparece por la mañana, la muerte puede acontecer durante la noche, si aparece por la noche, la muerte puede ocurrir durante la mañana.

BIBLIOTECA DE
CLÁSICOS CHINOS

二十五难

曰：有十二经，五脏六腑十一耳，其一经者，何等经也？

Vigesimoquinta dificultad

Número de canales principales

Pregunta

Hay 12 canales regulares o principales, pero al sumar los órganos y las vísceras da un total de 11. ¿Con qué estructura orgánica se conecta el canal que sobra?

BIBLIOTECA DE
CLÁSICOS CHINOS

然：一经者，手少阴与心主别脉也。心主与三焦为表里，俱有名而无形，故言经有十二也。

【点评】本难名义上讨论脏腑十一而经脉十二的原因，实则阐明心包非脏，并认为它有名无形。这个问题，后世注家各有解释，如杨玄操说"心主有名而无脏"，玄医说"心主形者心形是也"，徐大椿说"心主者即心包络，有脂膜以卫心者也，安得无形？其所以不得谓之脏者，盖心主代心行事，本无所藏，故不以脏名也"。据此说明，所谓"无形"、非脏，并非无形质可见，而是言其包于心外，不是一个独立脏器而已。

此外，关于心主包络及其经脉问题，也反映了经络学说演变过程的一个侧面。1973年出土的长沙马王堆医帛书"阴阳十一脉灸经"与"足臂十一脉灸经"中均无手厥阴心包经的记载；《灵枢·经脉》篇较医帛书二"灸经"晚出，记载了手少阴心经和手厥阴心包经的起止循行部位，但在述及阴经气绝时又缺手厥阴心包经（二十四难亦同）；《邪客》篇合心与心包为一脏，以心包代心受邪而论手少阴无俞；本难专论心包"有名无形"，且不当作独立脏器，较之后世以十二经配十二官来说，仍处于早期过渡阶段。

Respuesta

El canal restante es la rama que se desprende del Shaoyin de la
Mano Canal del Corazón, conocido como Jueyin de la Mano Canal del
Pericardio. El órgano que es controlado por el corazón – el pericardio,
mantiene una relación interno–externa con el Sanjiao. Ambos son
estructuras con nombre y sin una estructura definida（有名无形 *you ming*
wu xing）, de ahí que se mencione a los 12 canales regulares.

Comentario:

Este es uno de los materiales importantes para el estudio del
pericardio, ya que desde el *Neijing* y a lo largo de toda la historia
siempre se menciona los cinco órganos y las seis vísceras. En el capítulo
sobre los Canales del *Lingshu*, se describe el recorrido del Jueyin de
la Mano Canal del Pericardio, sin embargo no es razón suficiente para
incluirlo dentro de los órganos, además en el aspecto patológico, el
pericardio se considea como aquel que protege el corazón y aquella
energía patógena que va dirigida hacia el corazón primero ataca al
pericardio.

二十六难

曰：经有十二，络有十五。余三络者，是何等络也？

然：有阳络，有阴络，有脾之大络。阳络者，阳跷之络也；阴络者，阴跷之络也。故络有十五焉。

Vigesimosexta dificultad

Número de los canales colaterales

Pregunta

Hay 12 canales regulares y se mencionan los 15 vasos colaterales, cada uno de los cuales se relaciona con los 12 canales principales. ¿Qué vasos colaterales son los tres restantes?

Respuesta

Hay un vaso colateral yang, un vaso colateral yin y un vaso colateral que se enlaza con el bazo conocido como gran colateral（大络 *da luo*）. El colateral yang es aquel vaso colateral del canal extraordinario Yang qiao mientras que el colateral yin es vaso colateral del canal extraordinario Yin qiao. Estos tres colaterales más los 12 de cada uno de los canales regulares hacen un total de 15 vasos colaterales.

【点评】本难与《灵枢·经脉》的十五络，均有十二经络和脾大络，不同的是阴阳跷之络与任、督之络。络脉，亦称别络，是经脉在循行过程中别出的支络，有贯通阴阳表里两经纽带的作用。考本难阴阳跷之脉，并发源于足跟中，一循内踝而上，一循外踝而上，彼此相对以行，亦有互为贯注之理，故此取阴阳跷而舍督、任，或可作为别有师承的例证。目前临床所用十五络穴，以《经脉》篇为主。

Comentario

Respecto a los 15 canales colaterales que aquí se mencionan, hay discrepancias con lo referido en el capítulo sobre los canales del *Lingshu*（灵枢 - 经脉篇 *ling shu-jing mai pian*）, pues aquí se menciona que existen canales colaterales de los canales extraordinarios Yin qiao y Yang qiao, y no de los canales extraordinarios Dumai y Renmai, que son los colaterales 长强 *chang qiang* y 鸠尾 *jiu wei*, respectivamente. Además, en el Lingshu se mencionan los nombres de cada canal, sus enfermedades por exceso y deficiencia y los puntos que se usan para su tratamiento.

A lo largo de los canales principales y de algunos canales extraordinarios se distribuye un punto colateral por canal, que permite la comunicación con el canal con el que se mantiene relación interno-externa, estos puntos dan nombre a cada canal colateral, son el sitio de confluencia de la energía de los canales y de la energía de los colaterales; por eso se usan generalmente en el tratamiento de las enfermedades de estos canales. Dichos puntos permiten una adecuada relación interno-externa y se siguen empleando como se mencionan en el Lingshu.

155

二十七难

曰：脉有奇经八脉者，不拘于十二经，何也？

然：有阳维，有阴维，有阳跷，有阴跷，有冲，有督，有任，有带之脉。凡此八脉者，皆不拘于经，故曰奇经八脉也。

大中华文库

BIBLIOTECA DE
CLÁSICOS CHINOS

Vigesimoséptima dificultad

Significado y contenido de los canales extraordinarios

Pregunta

En el sistema del canales y colaterales hay los ocho canales extraordinarios, que no se incluyen entre de los 12 canales regulares. ¿Cuál es la razón de esto?

Respuesta

En el sistema de canales y colaterales hay los vasos 阳维 *yang wei*, 阴维 *yin wei*, 阴跷 *yin qiao*, 阳跷 *yang qiao*, 冲 *chong*, 督 *du*, 任 *ren* y 带 *dai*. Estos ocho canales son diferentes de los 12 principales, por lo cual se conocen como los ocho canales extraordinarios[1].

---

1   El término "extraordinario" es el más usado en las publicaciones recientes, también se usan otros términos como: vasos o canales maravillosos, vasos o canales curiosos, canales distintos, etc. Desde el punto de vista lingüístico el caracter 奇, tiene dos formas de pronunciación: el primero es *qi*, que significa, distinto, raro, diferente, único en su especie, el segundo es *ji* y significa sin pareja, sin matrimonio, sin consorte.

大中华文库

经有十二，络有十五，凡二十七气，相随上下，何独不拘于经也？

然: 圣人图设沟渠，通利水道，以备不然。天雨降下，沟渠溢满，当此之时，霶霈妄作，圣人不能复图也。此络脉满溢，诸经不能复拘也。

【点评】与《内经》不同的是，《难经》在八脉基础上提出奇经为八脉之总名，并指出奇经不属于十二经范围之内，是异于正经的经脉。此外，本难还讨论奇经八脉的生理功能，可与下一难经文合论。

Pregunta

Hay 12 canales principales y 15 vasos colaterales, que suman un total de 27 vasos; además, energía de estos vasos circula en un circuito secuencial cubriendo todo el cuerpo de arriba abajo. ¿Por qué no se incluyen los canales extraordinarios en el esquema de los 12 canales principales?

Respuesta

Los hombres sagrados de la Antigüedad concibieron este sistema como el de una serie de canales excavados para movilizar el agua y utilizados para prevenir inundaciones. Por ejemplo: si hay una lluvia muy intensa, el agua empieza a circular en forma desordenada; entonces los hombres sabios no pueden excavar una nueva serie de canales para drenar el agua derramada, y por eso están los canales extraordinarios, los cuales reciben la sangre y energía que se derrama. Por ello no se incluyen entre los 12 canales regulares.

大中华文库

二十八难

曰：其奇经八脉者，既不拘于十二经，皆何起何继也？

Vigesimoctava dificultad

Circulación y sitio de inicio y final de los ocho canales
extraordinarios

Pregunta

¿Dónde se inician, cuál es su recorrido y dónde terminan los ocho
canales extraordinarios, aunque no estén considerados y controlados por
los doce canales regulares?

BIBLIOTECA DE
CLÁSICOS CHINOS

161

然：督脉者，起于下极之俞，并于脊里，上至风府，入属于脑。

任脉者，起于中极之下，以上毛际，循腹里，上关元，至喉咽。

冲脉者，起于气冲，并足阳明之经，夹脐上行，至胸中而散也。

带脉者，起于季胁，回身一周。

阳跷脉者，起于跟中，循外踝上行，入风池。

阴跷脉者，亦起于跟中，循内踝上行，至咽喉，交贯冲脉。

阳维、阴维者，维络于身，溢蓄不能环流灌溉诸经者也。故阳维起于诸阳会也，阴维起于诸阴交也。

比于圣人图设沟渠，沟渠满溢，流于深湖，故圣人不能拘通也。而人脉隆盛，入于八脉，而不环周。故十二经亦不能拘之。其受邪气，蓄则肿热，砭射之也。

Respuesta

El canal Dumai inicia su recorrido en la región inferior del tronco, es decir, en el nivel del punto 会阴 *hui yin*, y sube a través de la columna vertebral hasta el extremo inferior del occipucio, es decir, al punto 风府 *feng fu*, sitio donde penetra al cerebro.

El canal Renmai inicia su recorrido en la cara inferior al punto 中极 *zhong ji*, en el borde superior de implantación de vello púbico, sube a través del plano profundo de la pared abdominal y atraviesa el punto 关元 *guan yuan*, hasta llegar a la garganta.

El canal Chongmai se inicia en el nivel del punto donde se encuentra interno a 气冲 *qi chong*, acompañando al Yangming del Pie Canal del Estómago, circula en forma ascendente y pasa lateral al ombligo, hasta dispersarse en el tórax.

El canal Daimai se inicia a nivel del borde costal de ambos lados y da una vuelta en el nivel de la región lumbar, como si fuera un cinturón.

El canal Yangqiao empieza su recorrido en el centro del talón y de ahí asciende por la cara externa del maléolo externo y la pierna, hasta penetrar la región superior de la nuca en el punto 风池 *feng chi*.

El canal Yinqiao también inicia su recorrido en el centro del talón, de ahí asciende por la cara interna del maléolo interno y la pierna, sube y llega a la garganta y se interconecta y cruza con el Chongmai.

Los canales Yangwei y Yinwei se enlazan y protegen cada uno de los canales de todo el organismo; por esto el Yangwei comienza su recorrido en el punto de confluencia de los canales Yang, es decir, en el punto 金门 *jin men*, y el Yinwei lo inicia en el sitio donde se reúnen los canales yin, es decir, en el punto 筑宾 *zhu bin*.

【点评】本难分述八脉的起止循行部位，简要明晰，自有特点。惟据文献，奇经八脉还有许多分支，布散于全身上下，与各经相互贯通，尤冲、任、督三脉分布更为广泛，故欲全面了解奇经八脉的循行路线，还应参考《内经》的有关篇章以及李时珍《奇经八脉考》。

本难最重要内容是阐发奇经的生理功能。本难说："沟渠满溢，流于深湖"，将十二经喻为沟渠，奇经喻为深湖，明确指出奇经生理功能是储藏并调节十二经气血。《难经》的这种认识，比《内经》更深刻，并得到后世医家的高度评价，如李时珍赞曰："此发《灵》《素》未发之秘旨也。"盖人有十二经络，纵横全身，通行表里，输运气血，沟通信息。十二经之外，又有奇经，汇聚气血，调节出入，其与正经不同之处，正在于储备调节，在生理、病理上发挥着独特作用。现代研究认为：如果说十二经脉中的某些性质相近的几条经脉建构有联合组织系统，那么奇经八脉作为这个联合组织系统的核心，就"担任着联系、调整和主宰这个组织的经脉的功能。"（参见裘沛然《壶天散墨·奇经八脉的研究》）因而在临床上，就可以运用奇经理论诊治若干条经脉的联合疾患，简明扼要，提纲挈领，《临证指南》叶氏用之显见功效。此外，在养生理论与实践中，奇经之理在气功、针灸、按摩等应用广泛，特别是道家养生功对奇经认识独特，值得研究，正如李时珍所说："医不知此，罔探病机；仙不知此，难安炉鼎。"（《奇经八脉考》）

此外，本难提出的砭石刺射放血疗法，具有疏通经络气血郁滞的作用。现在临床上亦常应用。

Las diferencias funcionales entre los canales extraordinarios y los regulares son un ejemplo de cómo los hombres sagrados hubieran creado un sistema de canales de irrigación, los cuales, cuando estuvieron llenos, derramarían el agua hacia un lago.

De la misma forma como ocurre en la naturaleza cuando la sangre y la energía dentro de los canales principales es potente, se derraman hacia los canales extraordinarios; por eso los 12 canales no controlan a los canales extraordinarios. Si éstos últimos son invadidos por alguna energía patógena, se congestionarán en el interior y podrán aparecer diversos síntomas, como tumefacción, distensión y fiebre, en cuyo caso será necesario usar punzones para sangrar y así eliminar la energía patógena.

Comentarios:

Lo mencionado aquí son algunos aspectos de la circulación de los canales extraordinarios, así como sus funciones y diferencias con los canales principales. Se puede ampliar la información sobre estos canales en los capítulos del *Suwen* titulados *Consideraciones acerca de los Puntos Localizados en los Orificios Óseos* (骨空论 *gu kong lun*) y *Síndrome de la Debilidad y Atrofia* (痿论 *wei lun*) y en los capítulos del *Lingshu* denominados *Cinco sonidos*, *Cinco Sabores* (五音五味 *wu yin wu wei*), *Energía en Flujo y en Reflujo en el Obeso y Delgado* (逆顺肥瘦 *ni shun fei shou*) y *Tratado de los Mares* (海论 *hai lun*). Además, uno de los grandes libros sobre los canales extraordinarios es *Examen de los Canales Extraordinarios* (奇经八脉考 *qi jing ba mai kao*) de 李时珍 Li Shizhen.

二十九难

曰：奇经之为病何如？

大中华文库

Vigesimonovena dificultad

Patología de los ocho canales extraordinarios

BIBLIOTECA DE
CLÁSICOS CHINOS

Pregunta

¿Cuáles son las manifestaciones clínicas cuando los canales extraordinarios son afectados por alguna enfermedad?

167

然：阳维维于阳，阴维维于阴，阴阳不能自相维，则怅然失志，溶溶不能自收持。阳维为病苦寒热，阴维为病苦心痛。

阴跷为病，阳缓而阴急；阳跷为病，阴缓而阳急。

冲之为病，逆气而里急。

督之为病，脊强而厥。

任之为病，其内苦结，男子为七疝，女子为瘕聚。

带之为病，腹满，腰溶溶如坐水中。

此奇经八脉之为病也。

Respuesta

El canal Yinwei conecta a todos los canales yin. Si entre Yinwei y Yangwei no hay una interrelación, se presentará depresión emocional, así como debilidad y atrofia corporal general.

Cuando se presenta enfermedad sólo del canal Yangwei, se pueden manifestar temor al frío y fiebre y la enfermedad sólo del canal Yinwei muestra dolor de corazón.

La enfermedad del canal Yinqiao se manifiesta por debilidad de la cara lateral externa de las extremidades inferiores y contracción de la cara interna a su vez la enfermedad del canal Yangqiao muestra debilidad de la cara interna de las extremidades inferiores y contracción de la cara externa.

La patología del canal Chongmai se manifiesta por sensación de distensión, plenitud y contracción en el centro del abdomen, así como sensación de ascenso en el reflujo de la energía.

La enfermedad del canal Dumai se revela por rigidez de la columna, a grado tal que pueden presentarse opistótonos y pérdida del estado de conciencia.

La enfermedad del canal Renmai se manifiesta por malestar tipo anudamiento energético en el centro del abdomen. En el hombre, se pueden presentar fácilmente los 7 tipos de hernias y en la mujer tumores en el bajo vientre.

La enfermedad del canal Daimai muestra sensación de distensión y plenitud abdominal y falta de fuerza en la región lumbar, como si se estuviera sentado en medio de un estanque de agua fría.

【点评】本难主要讨论奇经八脉的病证。所以产生这些病证，与该经脉循行路线及其生理功能有密切关系。八脉之中，又以冲、任、督三脉临床应用较多，此三者均起于胞中，故有"一源三歧"之说，皆与生殖系统疾病有关，因此临床常用"调理冲任"法治月经病，"温养任督"法治生殖功能减退诸证。

大中华文库

Comentario:

La patología de los canales extraordinarios es uno de los aspectos más importantes del *Nanjing*, y posteriormente fue motivo de estudio por grandes médicos a lo largo de su historia.

La patología de los canales Yangwei y Yinwei se relaciona con su alteración funcional. Yangwei enlaza a todos los canales yang, y Yinwei enlaza a todos los canales yin. La armonía entre estos dos canales permite mantener el equilibrio yin–yang. Si Yinwei no está armónico, se presentarán las manifestaciones clínicas referidas en este capítulo; además, se considera que cuando existe patología únicamente del Yangwei, como yang no controla el exterior, se pueden presentar manifestaciones de un cuadro de superficie con criofobia, fiebre, pulso flotante y débil, transpiración, etc. Si hay patología única del Yinwei, dado que no puede controlar el interior, se pueden observar manifestaciones de un síndrome, interno como, dolor de corazón.

La patología del Yinqiao y Yangqiao (ambos inician en el talón) está muy relacionada con su circulación. El vaso yin circula en la cara interna y el yang lo hace en la cara externa, lo cual permite al cuerpo los movimientos armónicos. Si ocurre alguna patología de este sistema y uno de los canales nutre más que el otro, una de las caras de la extremidad tendrá más contracción o relajación que la otra.

Cuando enferma el Chongmai, la palabra clave es la contra-corriente, (el reflejo energético). En virtud de que circula junto con el Yangming del Pie, se presentan diversas manifestaciones, como dolor y distensión abdominal, náuseas, vómito, sensación de opresión y plenitud torácica, cefalea, etcétera.

La rigidez de la región posterior del organismo es la palabra clave de este canal; puede presentarse desde cambios leves con limitación

大中华文库

moderada del movimiento a situaciones graves como opistótonos, crisis convulsivas y pérdida del estado de conciencia. El estado de alerta también depende de la función del Dumai.

Renmai es un canal cuya función depende de la adecuada actividad de otros canales, como Chong y Dumai. Ren es la sangre, lo yin; por su parte, Du y Chongmai son la energía, la función, la parte yang; a la vez sus patologías son el estancamiento sanguíneo y energético, respectivamente. Por eso, en el hombre se le atribuyen las hernias y en la mujer las enfermedades por congestión y acumulación (积聚 *ji ju*). Así pues, los tumores de la región inferior del tronco, especialmente en el bajo vientre, están relacionadas con Renmai.

Daimai es el cinturón del cuerpo, da la vuelta en el nivel de la cintura y sujeta y ésta le da la fuerza. Por eso, de una forma u otra, tal como un cordón hace a un ramillete de flores, sujeta a los canales que suben y bajan, por tanto, equilibra la tensión de la región superior con la inferior del cuerpo. Su patología se manifiesta por falta de fuerza de la región lumbar, como si se estuviera sentado en el agua. También hay caída de los órganos y prolapso de útero, vejiga, recto, etc.; además, la caída de los líquidos, como leucorrea blanca o hemática, se relaciona con este canal extraordinario.

173

El sistema de canales extraordinarios que puede ser muy útil en la clínica, especialmente aquellos dedicados a la acupuntura. El manejo de los puntos de acción de los ocho canales, no descritos en el *Neijing* ni en el *Nanjing* sino que aparecen posteriormente, es el eje fundamental en el tratamiento de muchas enfermedades mencionadas.

大中华文库

Capítulo 3

ÓRGANOS Y VÍSCERAS

En este capítulo se incluyen de la trigésima a la cuadragesimoséptima dificultades. Aquí se explican los elementos anatómicos y fisiológicos de los órganos y vísceras, así como la relación con tejidos y órganos de los sentidos.

En el aspecto anatómico se describe la morfología de los cinco órganos y de las seis vísceras; en especial se explica el diámetro, la longitud, la capacidad y el peso de los órganos y vísceras, y se detallan algunas partes del aparato digestivo y respiratorio.

En el aspecto fisiológico, se describe brevemente la función de los órganos y vísceras y se establece la relación que tienen con el tinte, el sonido, el olor, el sabor y los fluidos corporales. Asimismo se explica por primera vez la localización, las funciones y los puntos que se usan en el tratamiento del Sanjiao (triple calentador) y se destaca la extrema importancia que tiene el Mingmen en la actividad funcional del organismo. Estos dos conceptos son los elementos directrices en la investigación posterior del Mingmen y el Sanjiao. También se hace una descripción fundamental de la producción, circulación y funciones de la energía ying alimenticia, *wei*–defensiva, sangre y energía en general, y se analiza especialmente la función de los ocho puntos de reunión–acción.

Respecto a la relación de los órganos y vísceras con los tejidos y los órganos de los sentidos, se confirma el vínculo existente con los siete orificios. Todo lo anterior es muy importante para conocer la teoría de los órganos y vísceras o fenómenos orgánicos.

大中华文库

177

三十难

曰：荣气之行，常与卫气相随不？

Trigésima dificultad

Explicación sobre la producción y circulación de las energías
ying–alimenticia y *wei*-defensiva

Pregunta

¿Es cierto o no que la circulación de la energía ying alimenticia sigue el mismo patrón de circulación que la energía *wei*-defensiva?

BIBLIOTECA DE
CLÁSICOS CHINOS

然：经言人受气于谷，谷入于胃，乃传与五脏六腑，五脏六腑皆受于气。其清者为荣，浊者为卫，荣行脉中，卫行脉外，营周不息，五十而复大会，阴阳相贯，如环之无端，故知荣卫相随也。

BIBLIOTECA DE
CLÁSICOS CHINOS

Respuesta

En los clásicos médicos de la Antigüedad se dice: "La energía jing esencial es producto de la transformación de los líquidos y alimentos" . Éstos últimos son recibidos por el estómago, y mediante los procesos de digestión y transformación, la energía jing esencial que se obtiene es enviada a los cinco órganos y las seis vísceras, con lo cual pueden sostener su actividad vital. De la energía jing esencial de los alimentos, la porción más pura se denomina energía *ying*-alimenticia y circula dentro de los canales; a su vez, la más turbia y pesada se conoce como energía *wei*-defensiva y circula fuera de los vasos.

Dichas energías circulan en forma ininterrumpida en todo el organismo; a lo largo del día y de la noche transitan durante 50 veces y confluyen en el Taiyin de la Mano Canal del Pulmón. De esa manera circulan en una interrelación yin yang interno y externo, como un círculo no tiene cabeza ni cola. A partir de este principio, la energía *ying* alimenticia y *wei* de protección externa circulan en forma conjunta.

181

【点评】本难阐述荣卫生成、特性及运行，其中生成与运行问题，与《灵枢》相同，注家已详释，可供参考。

关于荣卫运行，本难云"荣卫相随"，此《内经》所不言，有何深意？盖《内经》既言营行脉中、卫行脉外，两者应是相伴；但又说营随十二经阴阳表里顺序运转，卫则昼行于阳夜行于阴，两者当是分道行之。如此看来，《内经》似乎自相矛盾，而注家少有说清者。《难经》则明确说"荣卫相随"，或有至理。日本学者玄医注一难云："盖卫气昼行阳、夜行阴，非言卫气昼在阳分，而阴分无有；夜在阴分，而阳分无有焉。昼行阳，始于太阳者，阳气昼浮表，有余于阳，不足于阴。虽行阳不行阴，阴分岂可无气耶？夜行内者，阳气沉里，有余于阴，不足于阳，虽行阴不行阳，阳分岂可无气耶？言其行阳行阴者，指卫气盛处为言，非言在彼无此也。"行阳行阴，仅是指卫气盛处而言。也就是说，卫气昼行阳、夜行阴，是卫气运行的一种调节形式，以适应自然昼夜阴阳消长规律，在此同时，仍有卫气随营气运动。这种适应生理需要的调节，在卫气还有多种形式，如应肢体或脑力活动，卫气随往支援；针刺腧穴，感觉沿经络传导，乃卫气应激运行等等，这与卫气刚悍活跃的特性是一致的。那么，《难经》所说"荣卫相随"是运行的基本形式，卫气的其他运行形式是其调节方式，从而使我们对营卫理论的认识更全面、系统，临床应用思路也有所新开拓。

大中华文库

Comentario:

Las energías ying alimenticia y wei defensiva son dos productos obtenidos de la digestión de los alimentos a través de los procesos de digestión, transformación y distribución llevados a cabo por el bazo y el estómago. Estos son enviados a todo el organismo y así cumplir las funciones de nutrir, calentar, lubricar y defender. Respecto a la diferencia que hay entre ellas surge algunas discrepancias teóricas con otros apartados importantes de los clásicos, como con el capítulo *Teoría del Síndrome Obstructivo del Suwen* (素问－痹论 *su wen – bi lun*) en el que ubica a la *wei* defensiva como aquella "energía de acción rápida, escurridiza que no puede circular dentro de los canales. Esta energía se difunde entre la piel y los músculos, lubrica las membranas internas y se distribuye al interior del tórax y el abdomen" . Aquí se menciona que la energía *wei* defensiva es turbia, aunque lo más importante es que es de naturaleza yang por tanto debe ser una energía de gran fortaleza, una energía frágil no puede defender, por eso aquí se incluye el término turbio, aunque lo que se enfatiza es lo fuerte contrario a lo débil o frágil de la energía *ying* alimenticia que debe circular por el interior de los vasos.

183

三十一难

曰：三焦者，何禀何生？何始何终？其治常在何许？可晓以不？

Trigesimoprimera dificultad

Localización y función del Sanjiao

Preguntas

¿Qué atributos y funciones tiene el Sanjiao?, ¿cuál es su localización?, ¿dónde empieza y dónde termina?, ¿cuál es el lugar donde se trata con acupuntura?, ¿se puede dar respuesta a estas preguntas?

　　然：三焦者，水谷之道路，气之所终始也。

　　上焦者，在心下，下膈，在胃上口，主内而不出。其治在膻中，玉堂下一寸六分，直两乳间陷者是。中焦者，在胃中脘，不上不下，主腐熟水谷，其治在脐旁。下焦者，当膀胱上口，主分别清浊，主出而不内，以传道也，其治在脐下一寸。故名曰三焦。其府在气街。

BIBLIOTECA DE
CLÁSICOS CHINOS

Respuesta

El Sanjiao es el camino de la movilización y el transporte de lo que se obtiene de los líquidos y alimentos; es el inicio y fin de la energía.

El calentador superior（上焦 *shang jiao*）se localiza debajo del corazón y de ahí hasta el diafragma y la boca superior del estómago; su función consiste en recibir y no excretar. El sitio (o punto) donde se trata con acupuntura es el 膻中 *shan zhong*, que se encuentra a 1,6 cun por debajo de 玉堂 *yu tang*, en el centro de la depresión entre ambas glándulas mamarias. *El calentador medio*（中焦 *zhong jiao*）o centro del estómago no se desvía hacia arriba ni hacia abajo y su función consiste en digerir los alimentos. *El sitio donde se trata con acupuntura es el punto* 天枢 *tian shu*, que se halla a 1.5 cun a ambos lados de la cicatriz umbilical. *El calentador inferior*（下焦 *xia jiao*）se localiza en la "boca superior de la vejiga"（膀胱上口 *pang guang shang kou*）[1] y su función consiste en separar los productos finales de la digestión en claros y turbios; además, se encarga de eliminar y no de recibir, o sea, tiene la función de descender y eliminar los productos de desecho resultantes de la digestión. El sitio donde se puede tratar con acupuntura es el punto 阴交 *yin jiao*, que se encuentra a un cun inferior a la cicatriz umbilical. La unión de los calentadores superior, medio e inferior se llama Sanjiao; a su vez, la energía de los tres calentadores se junta en un sitio conocido

187

---

1 阎洪臣 Yan Hongchen explica: la boca superior de la vejiga también se conoce como 兰门 *Lan men*; se refiere al lugar donde se excreta la orina; sin embargo, en ningún momento puede decirse que la vejiga tiene una boca superior. Los alimentos y líquidos transformados en productos de desecho se dividen en claros y turbios; los claros se dirigen hacia la vejiga para ser expulsados, y los turbios los elimina el intestino grueso.

【点评】本难专论三焦，提出三焦是"水谷之道路，气之所终始"的生理概念，与《内经》同异各表，显见得别有师承，并具有很高的学术价值。

《内经》三焦有三义：水道、经脉和水谷入出之道。《难经》有经脉三焦而无水道三焦，水谷出入三焦也与《内经》同中有异。盖《内经》以水谷入胃，化于中焦而成精微（"中焦如沤"），水谷生化之余物由下焦而出（"下焦如渎"），此与《难经》中焦"不上不下，主腐熟水谷"、下焦"主出而不内，以传道"同义；而其"上焦如雾"主宣发水谷精微则与《难经》"主内而不出"的上焦若相反。深入分析就会发现，《内经》略去水谷摄入环节而突出上焦敷布水谷精微的功能，而《难经》则重视水谷从入到出的变化流程，可与四十四难消化道七冲门联读，突出诸腑"形脏"义蕴，对于吞咽障碍、进食困难以及呕吐、嗳噫等水谷不入病候的辨治有指导意义。

本难提出三焦乃"气之所终始"，具有重大的学术意义。这里的气，就本难来看当然可以理解为水谷精微，但若联系八难、六十六难三焦敷布原气并以原气为生存之源的论述，则这里的气当理解为原气，或总括先后天之气亦未尝不可。故所谓"气之所终绐"，就是三焦因禀气而生为始、以敷布气达全身而为终，其实质是以三焦为气道。至于气道三焦的来由、结构、实质考证，待后再评。《难经》气道三焦的提出是对中医理论的重大贡献。后世历代论及三焦气化皆引《内经》发源为证，其实《内经》或有此意，但并无明确阐论，原创之功当归于本经，如当代中医论著、教材在介绍三焦知识时常引《中藏经》"三焦者，人之三元之气也，总领五脏六腑、荣卫经络、内外左右

como *ruta de la energía* (气街 *qi jie*) [1].

Comentario:

En varios de los capítulos del *Nanjing* se menciona la no forma (无
形 *wu xing*) del sistema Sanjiao. Esta misma opinión es compartida por
varios personajes de la historia, como 孙思邈 Sun Simiao de la dinastía
Tang y 李梴 Li Ting de la dinastía Ming, en su célebre libro *Medicina
Elemental* (医学入门 *yi xue ru men*) . Sin embargo, 虞抟 Yu Tuan en
su obra *Problemas Eédicos Ortodoxos* (医学正传 *yi xue zheng zhuan*)
explica: "El Sanjiao es una membrana, que se localiza en el interior del
tronco, como una red que se encuentra externa a los cinco órganos y
las seis vísceras" . A su vez 唐容川 Tang Rongchuan, en su volumen
Tratado de los Síndromes de Sangre (血证论 *xue zheng lun*) , dice: "El
Sanjiao es una membrana grasosa que interconecta la región superior e
inferior, lo interno y externo" .

El término sin forma(无形 *wu xing*)se asemeja al concepto funcional
y no anatómico; el sistema Sanjiao no es sólo un concepto anatómico, sino
que puede corresponder con el sistema linfático y junto con las membranas
serosas: peritoneo, pleura, el espacio peritoneal y pleural, líquidos
peritoneal y pleural. Si así fuera, fuese una víscera yang, lo cual significa
que no puede estar repleto, sino siempre en un proceso continuo de
movimiento de líquidos, sin estancarse.

Sin embargo, dicho término también es un concepto abstracto, como

189

---

1   La ruta o calle de la energía varía según la obra consultada, por ejemplo: en el Suwen
se considera como el sitio donde se localiza el pulso de la arteria femoral sobre el
surco inguinal; en el Lingshu se considera como una ruta de circulación de la sangre
y energía dentro de los canales, y reconoce a cuatro "calles de la energía": una en la
cara y la cabeza, otra en el tórax, otra más en el abdomen y una última en la región del
muslo. En el *Clásico de Acupuntura y Moxibustión Fundamental* (针灸资生经 *zhen
jiu zi sheng jing*) se considera el término 奇街 *qi jie* como otro nombre del punto 气
冲 Qichong (E 30).

上下之气"一段文字，其学术当源自《难经》。盖《中藏经》虽非系华佗亲著，但写作年代当不晚于南北朝，书中并有三焦"有名而无形"之论，是学术承继《难经》的明证。

se menciona en los ocho principios sindromáticos（八纲 *ba gang*）, que permite diferenciar la enfermedad en caliente–frío, exceso–deficiencia, exterior–interior y yin–yang. Así, hay patología del calentador superior, del calentador medio y del calentador inferior, especialmente cuando se estudian a las enfermedades febriles; sin el sistema Sanjiao no se podría entender el síndrome *xiao ke* diabético. Sin embargo el síndrome *xiao ke* diabético no se puede considerar como aquella patología que afecta sólo a una membrana, como tampoco se puede considerar que determinado tipo de enfermedad febril sólo afecte a esa "membrana que enlaza a los órganos y vísceras", concretamente el peritoneo o la pleura. Por ello, es correcto el concepto Sanjiao como una idea funcional más que anatómica.

BIBLIOTECA DE
CLÁSICOS CHINOS

三十二难

曰：五脏俱等，而心肺独在膈上者何也？

然：心者血，肺者气，血为荣，气为卫，相随上下，谓之荣卫，通行经络，营周于外，故令心肺在膈上也。

【点评】本难提出"心肺独在膈上"，是为强调它们在生命中的重要性。推求古义，膈上属阳，其位至尊。心主血、肺主气，荣卫生命之身，喻之父母，故位至尊而在膈上，这与《素问·刺禁论》"膈肓之上，中有父母"的精神是一致的。

Trigesimosegunda dificultad

Localización del corazón y pulmón y su nexo con la energía, la
sangre, la energía *ying*–alimenticia y la energía *wei*–defensiva

Pregunta

Cada órgano tiene su rango correspondiente. ¿Cuál es la razón
de que solamente el corazón y el pulmón se ubiquen por arriba del
diafragma?

Respuesta

El corazón moviliza la sangre, el pulmón controla la energía de
todo el organismo, la sangre tiene la función de nutrir y la energía
por sus características, posee la función de defender. Las energías
ying alimenticia y wei defensiva mencionadas tienen una circulación
secuencial hacia arriba y hacia abajo, por lo cual se denominan *nutrición*
y *defensa* y circulan dentro y fuera de los canales, movilizándose de
modo importante en cada lugar del organismo. Por ello, el corazón y el
pulmón se encuentran en el lugar principal del organismo: por arriba del
diafragma.

三十三难

曰：肝青象木，肺白象金，肝得水而沉，木得水而浮；肺得水而浮，金得水而沉。其意何也？

Trigesimotercera dificultad

Relación entre lo pesado o liviano del hígado y el pulmón, y
con yin-yang y los cinco elementos

BIBLIOTECA DE
CLÁSICOS CHINOS

Pregunta

El hígado es de color es verdoso, entre los cinco elementos se
corresponde con la madera; el pulmón es de color blanco, entre los
cinco elementos se corresponde con el metal. Si al hígado se pone en el
agua se va al fondo, en cambio, la madera flota. El pulmón al colocarlo
en el agua flota por el contrario el metal se va al fondo, ¿cuál es la razón
de esto?

然：肝者，非为纯木也，乙角也，庚之柔。大言阴与阳，小言夫与妇，释其微阳，而吸其微阴之气，其意乐金，又行阴道多，故令肝得水而沉也。肺者，非为纯金也，辛商也，丙之柔。大言阴与阳，小言夫与妇。释其微阴，婚而就火，其意乐火，又行阳道多，故令肺得水而浮也。

肺熟而复沉，肝熟而复浮者，何也？故知辛当归庚，乙当归甲也。

Respuesta

En la teoría de los cinco elementos el hígado corresponde al
elemento madera, pero no es sólo madera. Entre los troncos celestes,
corresponde al segundo día 乙 *yi* de tipo yin, su sonido es 角 *jiao* (*do*)
y se combina con el tronco celeste 庚 *geng* metal de tipo yang (véase
la relación de troncos celestes con los cinco elementos) . Desde un
punto de vista general, la relación 乙 *yi*–madera con 庚 *geng*–metal es
la interrelación yin–yang y desde el punto de vista particular puede,
considerarse como una relación esposa-esposo.

Como el tiempo madera 乙 *yi* es el periodo primaveral en el que
la energía yang no ha alcanzado toda su potencia, solamente trae una
energía yang, aún débil, a su vez, el metal- 庚 *geng* es el periodo otoñal
en el que la energía yin no ha alcanzado toda su potencia; por ello es el
momento de la combinación madera 乙 *yi* con metal- 庚 *geng*, es
decir, cuando la madera 乙 *yi* ha eliminado su débil yang y ha absorbido
al débil yin del metal– 庚 *geng*. Su fortuna la obtiene de la naturaleza
del metal. La energía del metal se potencializa durante el otoño, cuando
la energía yin comienza a crecer; por su parte, el hígado recibe yin del
metal y la energía yin es pesada y desciende, por esto, el hígado no flota
cuando se pone en el agua, sino que se va al fondo.

El pulmón no sólo es metal; entre de los troncos celestes es 辛 *xin* metal
y su rama acoplada es bing del elemento fuego. Desde el punto de vista
general, la relación 辛 *xin*–metal con 丙 *bing*–fuego corresponde a la
interrelación yin-yang y es una relación equivalente a esposa–esposo.
Dada la relación que existe entre el periodo 辛 *xin* metal y el inicio de
otoño, en el que la energía yin aún no es muy potente, sólo trae una
energía yin débil. Al combinarse con el 丙 *bing* fuego de naturaleza yang,
puede perder su energía yin débil y fortalecerse con la naturaleza del

大中华文库

【点评】本难举例肝属木却在水中沉、肺属金却在水中浮，与物之本性有别，意在说明生物本性之理。盖人体含生之肝并非纯木，其含有金气，故在水中沉；而肺亦非纯金，其含有火气，故在水中浮。当肝熟、肺熟之后，则所含生气离去，遂返原性。凡此物理，似无深义，且以天干推演、夫妇作喻，亦属荒诞，但究其精神实质，是在推求生命奥义，如肝木属阳而又有阴阳，阴木之中含有阳金克制之气，故使肝居膈下阴位而属少阳，藏血而性升散；肺金属阴而又有阴阳，阴金之中含有阳火克制之气，故使肺居膈上阳位而属少阴，主气而性肃降，以此阐发脏腑之间阴阳互根、生克制化的关系，对于我们深入研究藏象学说很有启发意义。

又，"熟"字，《难经经释》作"热"。张寿颐赞同此说，并云："盖肺有热则清肃之令不行，故失其轻扬之本性，而为沉重；肝有热则木火之焰上灼，故失其沉潜之本性，而反升浮。"（《难经汇注笺正》）可参。

fuego. La energía del fuego es más potente durante el verano, por lo que el pulmón se fortalece de la energía yang. El comportamiento de la naturaleza yang tiende a ascender, por lo cual el pulmón flota en el agua.

Al cocerse en el agua, el pulmón se hunde, mientras que el hígado flota. ¿Cuál es la razón?

Esto se debe a que después de la cocción se separan yin de yang y, de acuerdo con su naturaleza original, cada uno regresa a su estado original: solo metal o únicamente madera. Ello significa que la naturaleza pasa de 辛 *xin* metal a 庚 *geng* metal, por lo cual se hunde. La naturaleza 乙 *yi* pasa a 甲 *jia* madera y por eso flota.

Tronco	甲 jia	乙 yi	丙 bing	丁 ding	戊 wu	己 ji	庚 geng	辛 xin	壬 ren	癸 gui
Yin yang	yang	yin	yang	yin	yang	yin	yang	yin	yang	yin
Elemento	Madera		Fuego		Tierra		Metal		Agua	

三十四难

曰：五脏各有声色臭味，皆可晓知以不？

Trigesimocuarta dificultad

Relación de los cinco órganos con los colores, olores, sabores
y secreciones, así como con las siete actividades emocionales
(espirituales)

Pregunta

Cada uno de los cinco órganos tiene determinado sonido, color,
olor, sabor y líquido. ¿Se puede explicar algo al respecto?

BIBLIOTECA DE
CLÁSICOS CHINOS

　　然：《十变》言，肝色青，其臭臊，其味酸，其声呼，其液泣；心色赤，其臭焦，其味苦，其声言，其液汗；脾色黄，其臭香，其味甘，其声歌，其液涎；肺色白，其臭腥，其味辛，其声哭，其液涕；肾色黑，其臭腐，其味咸，其声呻，其液唾。是五脏声色臭味也。

大中华文库

Respuesta

En el libro Diez cambios（十变 *shi bian*）[1] se dice: "El color del hígado es verde, su olor ocre, su sabor ácido, su sonido el suspiro, y su líquido las lágrimas.

El color del corazón es rojo, su olor quemado, su sabor amargo, su sonido la voz[2], y su líquido el sudor. El color del bazo es amarillo, su olor perfumado, su sabor dulce, su sonido el canto y su líquido la saliva. El color del pulmón es blanco, su olor fresco, su sabor picante, su sonido el llanto y su líquido el moco nasal. El color del riñón es negro, su olor el putrefacto, su sabor el salado, su sonido el gemido o lamento, y su líquido la saliva espesa.

Lo anterior corresponde a los colores, olores, sabores, sonidos y líquidos de cada uno de los cinco órganos.

---

1 Nombre de una obra clásica de la Antigüedad, desgraciadamente perdida, que es referida en esta Dificultad así como en la sexagesimatercera y sexagesimacuarta.

2 En el capítulo *Consideraciones acerca del Contenido y Utilidad de la Teoría del Yin Yang del Suwen*（素问 - 阴阳应象大论 *su wen- yin yang ying xiang da lun*）se ubica al sonido del corazón como la "risa"（笑 *xiao*）.

五脏有七神，各何所藏耶？

然：脏者，人之神气所舍藏也。故肝藏魂，肺藏魄，心藏神，脾藏意与智，肾藏精与志也。

【点评】本难论五脏各主五声、五色、五臭、五味、五液和七神，与《素问·阴阳应象大论》《宣明五气》篇和《灵枢·九针论》等篇记载大同小异，可以互参，以见《内》《难》虽各有创见，而五脏为核心的藏象理论构架相同。

BIBLIOTECA DE
CLÁSICOS CHINOS

Pregunta

En los cinco órganos se ubican siete tipos de actividades espirituales o emocionales. ¿Cómo se distribuyen en cada órgano?

Respuesta

Los cinco órganos son el sitio de residencia y control de la actividad emocional del organismo. Las actividades emocionales de cada órgano se sitúan de la manera siguiente: el hígado almacena a 魂 *hun*, el pulmón a 魄 *po*, el corazón a 神 *shen*, el bazo a la actividad mental que cumple la función de formar ideas (意 *yi*), así como la inteligencia (志 *zhi*) y el riñón almacena la energía esencial (精 *jing*) y la voluntad (志 *zhi*).

	Hígado	Corazón	Bazo	Pulmón	Riñón
Color	Verde	Rojo	Amarillo	Blanco	Negro
Olor	Ocre Quemado		Perfumado Fresco		Putrefacto
Sabor	Ácido	Amargo	Dulce	Picante	Salado
Sonido	Suspiro	La voz	El canto	El llanto	El gemido
Líquido	Las lágrimas	El sudor	La saliva	Moco nasal	Saliva espesa
A. Espiritual	Hun	Shen	Yi y Zhi	Po	Jing y zhi

三十五难

曰：五脏各有所，腑皆相近，而心肺独去大肠、小肠远者，何也？

然：经言心荣肺卫，通行阳气，故居在上；大肠、小肠传阴气而下，故居在下，所以相去而远也。

大中华文库

Trigesimoquinta dificultad

Función de las vísceras e interrelación
entre los órganos y las vísceras

Pregunta

Cada uno de los cinco órganos se localiza cercano a las vísceras
con las que se acopla; sin embargo, el corazón y el pulmón están
relativamente distantes de intestino delgado y del intestino grueso.
¿Cuál es la razón?

Respuesta

En los clásicos médicos de la Antigüedad se dice que el corazón
controla la nutrición y el pulmón la defensa y que ambos movilizan
la energía yang por lo cual se localizan por arriba del diafragma. La
función del intestino delgado y del grueso consiste en transportar la
energía yin[1] hacia debajo de modo que su sitio está por debajo del
diafragma. Por ello se encuentran distantes el corazón del intestino
delgado y el pulmón del intestino grueso.

---

1   La energía yin a la que se refiere es a lo pesado y turbio de los productos de desecho
que son eliminados por estas dos vísceras. Este concepto puede ser discrepante con lo
que se menciona en otras citas de los clásicos.

又，诸腑者皆阳也，清净之处，今大肠、小肠、胃与膀胱，皆受不净，其意何也？

然：诸腑者，谓是，非也。经言小肠者，受盛之腑也；大肠者，传泻行道之腑也；胆者，清净之腑也；胃者，水谷之腑也；膀胱者，津液之腑也，一腑犹无两名，故知非也。小肠者，心之腑；大肠者，肺之腑；胆者，肝之腑；胃者，脾之腑；膀胱者，肾之腑。小肠谓赤肠，大肠谓白肠，胆者谓青肠，胃者谓黄肠，膀胱谓黑肠，下焦之所治也。

【点评】本难所论五脏五腑相合以及各腑生理功能，与《内经》基本相同。此外，《难经》还有三问答议论：一是心肺的脏腑相合与肝脾肾不同，何以距大小肠甚远？其原因是心肺通行营卫以行阳，而大小肠则传导糟粕以出阴，阳上阴下，不得不相去较远。二是腑属阳，阳者当清明洁净，而诸腑却容留浊阴之物为何？此议错在对腑之阳的理解。这里的阴阳是指脏腑藏泻，而非纳物清浊，故诸腑"传化物而不藏"属阳也。最后以五色之肠命名诸腑，注家有引《释名》将"肠"作"畅"解者，有以"肠"作"腑"解者，均欠缺证据，总以五腑通顺为本性、列入五行类列理解为宜。

BIBLIOTECA DE CLÁSICOS CHINOS

Pregunta

También se dice que todas las vísceras pertenecen a yang. De acuerdo con el principio de "yang puro" - "yin turbio", éstas deberían ser un sitio limpio; sin embargo, el intestino grueso, el intestino delgado, el estómago y la vejiga son vísceras que reciben productos turbios y sucios. ¿Cuál es la razón de esto?

Respuesta

Afirmar que todas las vísceras son un sitio limpio es un error. En los clásicos antiguos se dice: "El intestino delgado es la víscera cuya potencia se halla en la recepción (de los productos de la digestión); el intestino grueso es la víscera de transporte, eliminación y movilización; la vesícula biliar es una víscera que almacena un líquido limpio, puro (la bilis); el estómago es la víscera de los líquidos y alimentos; y la vejiga es la víscera de los líquidos (la orina)". Las vísceras no tienen dos diferentes denominaciónes, por lo cual quien considere que aquellas son un sitio puro y limpio está en un error.

El intestino delgado es la víscera acoplada del corazón, el intestino grueso la víscera acoplada del pulmón, el estómago la víscera acoplada del bazo, la vesícula biliar la víscera acoplada del hígado, y la vejiga la víscera acoplada del riñón.

Según la relación de los colores con los cinco órganos, el intestino delgado se conoce como el *intestino (o tripa) rojo* (赤肠 *chi chang*), el intestino grueso es el *intestino blanco* (白肠 *bai chang*), la vesícula biliar se llama el *intestino (la tripa) verde* (青肠 *qing chang*), el estómago es el *intestino (la tripa) amarillo* (黄肠 *huang chang*) y la vejiga se conoce como *intestino negro* (黑肠 *hei chang*). La vejiga es comandada por el calentador inferior.

三十六难

曰：脏各有一耳，肾独有两者，何也？

然：肾两者，非皆肾也。其左者为肾，右者为命门。命门者，诸神精之所舍，原气之所系也；男子以藏精，女子以系胞。故知肾有一也。

大中华文库

Trigesimosexta dificultad

El riñón y el Mingmen

Pregunta

Cada uno de los cinco órganos es único, excepto los riñones que son dos. ¿Cuál es la razón de esto?

Respuesta

Efectivamente, los riñones son dos, sin embargo, uno no es totalmente riñón. El que se ubica del lado izquierdo se conoce como riñón, y el que está en el lado derecho se conoce como 命门 *ming men*. El Mingmen es el sitio donde se reúnen y almacenan el espíritu 神 *shen* y la energía 精 *jing* esencial y también es el lugar donde se mantiene la energía yuan de origen. En el hombre, es el sitio donde se almacena toda la energía jing esencial[1], mientras en la mujer se usa como elemento que pertenece y a la vez mantiene al útero. Así, se sabe que sólo hay un riñón.

---

1 En esta parte se puede utilizar el concepto esencia que, por una parte incluye la energía jing esencial y, por la otra, el semen o los espermatozoides.

【点评】本难提出命门之论，言其部位原由和生理功能，是中医命门理论的真正导源。盖《内经》虽有命门之名，但只是足太阳经之"根"或"结"，系指眼睛；本经则认定命门是人身至尊至要之脏，乃"诸神精之所舍，原气之所系""男子以藏精，女子以系胞"，即先天精气神之根柢，男女性生殖之根源。喻其重要，称为"命门"。此说一兴，《内经》命门之义遂晦，"眼睛命门"已少有人知。命门论要点如下：

1."原气之所系"。原、元古代相通，徐大椿《难经经释》云"原气即元气，言根柢乎此也。"在本经多次使用，即八难的"生气之原""肾间动气"，是人体的先天之气，三焦气化之根源，对脏腑经络活动具有推动作用；能纳气归源，是呼吸功能的根本；还是人体一切抗邪能力的本原，被称为"守邪之神"。而原气及其发挥的重要作用，都有赖于命门的维系。换句话说，命门是原气的产生和维持的根源，命门的盛衰对于生命活动的正常与否起着决定的作用。

2."神精之所舍"。原气生于先天之精，而精为身之本，是发育成人体与维持其生长发育的基础；神即生命力，又是生命的主宰，其生于精气，又能制约精气。命门是神和精藏舍之处，主持生长发育，乃生命之先天主宰。

3."男子以藏精，女子以系胞"。男子于此藏生殖之精，二八施泻而具备生殖能力；女子于此以系胞，二七月事时至而能妊子，命门主持人的性生殖功能。

从生命体的形成、发育、衰退到竭亡，即人的生、长、壮、老、死，命门藏舍之精气神都发挥着主宰作用。其中特别强调生命体来源，即男女生殖活动取决于命门藏精、系胞作用。因此，命门是人体生命先天系统的核心。这些知识和理论，可结合《素问·上古天真论》《灵枢·天年》理解。

Comentario

Uno de los aspectos principales que el *Nanjing* desarrolla es la teoría sobre el Mingmen. Este término aparece ya en el *Neijing* y alude al punto que se encuentra entre los ojos; posteriormente se le asigna el término Mingmen como otro nombre al punto 睛明 *jing ming*; sin embargo, no se menciona la relación con el riñón. Este concepto se tiene en cuenta de manera significativa durante la dinastía Song y Ming. 张景岳 Zhang Jingyue, dice: al respecto: "Mingmen es la raíz de la energía yuan de origen, la fuente del agua y del fuego" . A su vez, el famoso médico 朱丹溪 Zhu Danxi afirmaba: "Sin este fuego, el hombre no podrá vivir" . Lo más interesante es que a partir de entonces el concepto de Mingmen tomó una dirección hacia la función yang del riñón, y por eso forma parte de los elementos importantes en la actividad sexual y en el mantenimiento de la resistencia corporal. Tratando de establecer una relación con la medicina occidental se ha interpretado como parte de la actividad endocrina de los órganos sexuales, testículos, ovarios, así como la actividad de las glándulas suprarrenales, la tiroides, etc. Por otra parte, se considera que Mingmen no tiene forma, sino que es parte de una de las funciones del riñón, o sea, la función yang del riñón. Sin embargo, se estima que el lugar anatómico de Mingmen se localiza entre los riñones.

BIBLIOTECA DE CLÁSICOS CHINOS

大中华文库

三十七难

曰：五脏之气，于何发起，通于何许，可晓以不？

Trigesimoséptima dificultad

Relación entre los cinco órganos y los siete orificios, así como la fisiología y fisiopatología de la sangre y la energía

Preguntas

¿Desde dónde se origina y hasta dónde llega la energía jing esencial[1] de los órganos?, ¿podría explicarse algo al respecto?

215

---

1   En el texto original sólo se dice energía de los cinco órganos, sin embargo, la función que más adelante refiere, es función de la energía jing esencial de cada uno de los órganos.

然： 五脏者，当上关于九窍也，故肺气通于鼻，鼻和则知香臭矣；肝气通于目，目和则知黑白矣；脾气通于口，口和则知谷味矣；心气通于舌，舌和则知五味矣，肾气通于耳，耳和则知五音矣。

五脏不和则九窍不通；六腑不和则留结为痈。邪在六腑，则阳脉不和；阳脉不和，则气留之；气留之则阳脉盛矣。邪在五脏，则阴脉不和；阴脉不和，则血留之；血留之则阴脉盛矣。阴气太盛则阳气不得相营也，故曰格。阳气太盛，则阴气不得相营也，故曰关。阴阳俱盛不得相营也，故曰关格。关格者，不得尽其命而死矣。

Respuesta

La energía jing esencial de los cinco órganos, por medio de un proceso de ascenso, baña los siete orificios de los órganos de los sentidos. La energía esencial del pulmón asciende a la nariz, por lo cual que se tiene el olfato. La energía jing esencial del hígado sube a los ojos, y por ello la función de estos será normal y puede distinguir los colores blanco y negro. La energía jing esencial del bazo asciende a la boca, en cuyo caso la función de la boca es normal; por tanto, se podrá distinguir lo nutritivo de los alimentos. La energía jing esencial del corazón sube a la lengua, por lo cual la lengua podrá identificar los cinco sabores. La energía jing esencial del riñón sube a los oídos, por lo que la función de los oídos será normal y se podrán distinguir los cinco sonidos. Si la función de los cinco órganos se altera, los siete orificios se bloquearán; si la función de las seis vísceras se alteran, la circulación de la sangre y la energía se bloquearán, y podrán formarse abscesos.

La invasión de la energía patógena a las seis vísceras provoca que los vasos yang se desequilibren; este desequilibrio se manifiesta principalmente por bloqueo de la circulación de la energía, el cual hace que los vasos yang se tornen repletos y exuberantes. La invasión de la energía patógena a los cinco órganos provoca que los vasos yin se desequilibren; su desequilibrio se manifiesta principalmente por bloqueo de la circulación de la sangre, que hace que los vasos yin se tornen repletos.

La exuberancia de energía en los canales yin suscita que la energía en los canales yang no circule de manera normal, lo cual se conoce como *separar* (格 *ge*) a yang en el exterior. La exuberancia de energía en los canales yang hace que la energía en los canales yin no circule de normalmente lo que se conoce como *atrancar* (关 *guan*) . Si

217

大中华文库

经言气独行于五脏，不营于六腑者，何也？

然：夫气之所行也，如水之流，不得息也。故阴脉营于五脏，阳脉营于六腑，如环无端，莫知其纪，终而复始，其不复溢，人气内温于脏腑，外濡于腠理矣。

【**点评**】本难议题除五脏与七窍关系可与《灵枢·脉度》原文结合学习外，还论及阴阳经脉气血运行及其紊乱与脏腑关系等，但文义难以相贯，多家注已指出阙疑，故此难所述有待进一步研究。

hay exuberancia en los canales yin y yang, estos se bloquearán, lo cual se conoce como separary atrancar. Si ocurre este proceso no se podrá prolongar la vida, por lo que la persona morirá.

Pregunta

En los clásicos médicos de la Antigüedad se menciona que la energía jing esencial sólo circula hacia los cinco órganos y no hacia las seis vísceras. ¿Cuál es la razón de esto?

Respuesta

La circulación de la energía jing esencial es equivalente a la circulación del agua: no puede parar ni un solo momento. Por ello, la energía jing esencial de los canales yin circula hacia los cinco órganos; mientras que la energía jing esencial de los canales yang circula hacia las seis vísceras, en circuito cerrado sin parar. También es difícil cuantificar el número de veces, ya que en forma ininterrumpida vuelve a circular; sin embargo, no puede ser como el agua; que puede derramarse y tirarse, pues la energía jing esencial en el interior nutre y calienta a los órganos y vísceras, en tanto que en el exterior nutre y lubrica la región subcutánea 腠理 *cou li*.

BIBLIOTECA DE
CLÁSICOS CHINOS

三十八难

曰：脏唯有五，腑独有六者，何也？

大中华文库

Trigesimoctava dificultad

Acerca del porqué de los cinco órganos y las seis vísceras

Pregunta

¿Cuál es la razón de que sólo hay cinco órganos y de que las vísceras son seis?

BIBLIOTECA DE
CLÁSICOS CHINOS

然：所以腑有六者，谓三焦也。有原气之别焉，主持诸气，有名而无形，其经属手少阳。此外腑也，故言腑有六焉。

【点评】本难于五脏五腑之外，别出三焦一腑，并提出三焦为"元气之别（使）""主持诸气"，进一步发挥三十一难气道三焦的理论。

《难经》论三焦功能，有三十一难"气之所终始"、本难"主持诸气"、六十六难"主通行三气"，均是说人身各种气的活动都在三焦，三焦是气化的场所，其中特别强调三焦输布原气的功能，故本难提出三焦是"原气之别（使）"。此后三焦"气化场所"之论，由《中藏经》整理、概括和推广，已为历代医家所用，"三焦气化"遂之成为中医学的基础理论。这里"气化"的气当然是指生于先天、养于后天的先后天综合之气，而本难特指出三焦具有输布先天原气（元气）的作用，是很有意义的，其义在突出先天理论。盖三焦以气道禀受命门原气而生，又输导原气通行人身上中下，发挥原气之生理效应，是《难经》先天系统的重要组成部分，无论在学术还是在临床都极有价值。

本难提出三焦"有名而无形"，引起后世医家持续长久的纷争议论，因涉及三焦名实，不得不辩论求正。盖焦之为义，诸注纷杂，未及全可。《灵枢·背腧》篇有"肺腧在三焦之间，心腧在五焦之间"，三焦、五焦，就是肺气、心气在第三、五个脊骨骨节间出入通道，日本名古屋玄医《难经注疏》说焦乃"骨肉脏腑空隙之会"，因而以焦为精气出入通道，更合经义；而以三命名，合三才、三元、三生万物之理，故能通上达下，包内罗外，布达原气于全身，深入脏腑经络组织器官，是全身精气升降出入活动的通道、气化的场所。《金匮要略》所说"腠

Respuesta

Lo que se conoce como las seis vísceras incluye el 三焦 *san jiao*, que tiene la función de conducir la energía yuan de origen a todo el organismo, que sostiene cada actividad de los órganos y vísceras, así como canales y colaterales de todo el organismo. Tiene nombre pero no forma（有名而无形 *you ming er wu xing*）y su sistema de canales pertenece o se localiza en el sistema Shaoyang. Ésta puede considerarse una víscera aparte de las otras cinco, por lo cual se dice que las vísceras son seis.

BIBLIOTECA DE
CLÁSICOS CHINOS

者，三焦通会元真之处，为血气所注；理者，脏腑皮肤之文理也"，也是以此为依据的。此腑固无匹配，与其他有形可观之腑亦不同，《内经》称"孤腑"，本经称"外腑"；不能谓之无质，却可称之无形——无特形也，不得定其象也，此与《老子》"大象无形"之义颇合。正因为如此，所以二十五难使之与同样无特形的心包络为表里，并云"俱有名而无形"，可以看出作者的用意。

大中华文库

225

三十九难

曰：经言腑有五、脏有六者，何也？

然：六腑者，正有五腑也，五脏亦有六脏者，谓肾有两脏也。其左为肾，右为命门。命门者，精神之所舍也；男子以藏精，女子以系胞，其气与肾通。故言脏有六也。

Trigesimonovena dificultad

Acerca del porqué de las cinco vísceras y de los seis órganos

Pregunta

Los clásicos médicos de la Antigüedad mencionan que hay cinco vísceras y seis órganos. ¿Cuál es la razón de esto?

Respuesta

Lo que se conoce como seis vísceras en realidad son sólo cinco. Se dice que hay seis órganos porque se incluyen los dos riñones. El izquierdo es un riñón en sí, mientras que el derecho se denomina 命门 *ming men*, el cual es el sitio donde confluyen y se almacenan la energía jing esencial y el espíritu 神 *shen*. En el hombre, es el sitio donde se controla toda la energía jing esencial; en la mujer, controla y forma parte del útero, de modo que su energía y la propia del riñón están interconectadas. Por ello se afirma que hay seis órganos.

大中华文库

228

腑有五者何也？

然： 五脏各一腑，三焦亦是一腑，然不属于五脏。故言腑有五焉。

【**点评**】本难主要阐述命门来源及其与肾的关系，有三段经文可资分析：右肾为命门、其气与肾通、生气之原在肾间动气。

1. 肾命左右辨。本难以"左肾右命门"入论，文义明了，似乎无需争议，故俗说有左肾藏精、右命相火藏象之论，有命门阳虚火衰病机之说，有尺部左肾右命脉诊之法。但诸论皆违逆阴阳基本义理。盖阴阳互根互包，耦合氤氲，必不能离之为二，故本难进一步明确"（命门）其气与肾通"，因而这里的左右阴阳，只能看作是援物寓意的形象说法，其内涵真义应从阴阳水火对待理解。以左右寓阴阳，阴为阳之基性静主守、阳为阴之化性动主用，则肾间动气即人生气之原，命门居于两肾之中，犹如古人画卦，坎为水，以一阳居于两阴之间，即是肾命真象（民国张寿颐《难经汇注笺证》）。

2. 肾命太极辨。明代命门大家孙一奎《医旨绪余》将命门视为人之太极，譬如菽豆生芽，豆瓣有二，芽生其中，豆瓣如两肾，芽则命门生气之象，则肾为命门气化之器也。因此，命门与肾实为一体，虽然《内经》尚不言先天功能，但已知万物生于水而论肾属水藏精，主人之生长发育与性生殖功能，只是未明分先后天系统，故以肾又主蒸水化气，既有虚证又有实证；《难经》则从肾中分出命门，确立了先天系统核心，故我们通常所说命门即是肾中元精、元气、元神所生及藏舍之所，而命门精气分之为二则为元阴、元阳，必是有虚而无实，是人

Pregunta

¿Cómo se debe entender el concepto de que sólo hay cinco vísceras?

Respuesta

Cada uno de los cinco órganos tiene su víscera acoplada. el Sanjiao, a pesar de ser considerado una víscera, no tiene un órgano con el cual se acople, por lo cual se dice que sólo hay cinco vísceras.

BIBLIOTECA DE
CLÁSICOS CHINOS

229

生命之根蒂、本原，生死、寿夭系之，其病机、诊治、养生意义参见"命元三焦系统"专论（《难经理论与实践》第三章第三节）。

四十难

曰：经言肝主色、心主臭、脾主味、肺主声、肾主液。鼻者，肺之候，而反知香臭；耳者，肾之候，而反闻声，其意何也？

BIBLIOTECA DE CLÁSICOS CHINOS

Cuadragésima dificultad

Relación entre la olfación y la capacidad auditiva

Pregunta

En las obras clásicas médicas de la Antigüedad se dice: el hígado controla el color (tinte cutáneo), el corazón controla el olor, el bazo controla el sabor, el pulmón controla el sonido (la voz) y el riñón controla los líquidos. La nariz es la ventana al exterior del pulmón, por lo cual puede identificar los olores; a su vez, el oído es la ventana al exterior del riñón, por lo que puede identificar los sonidos. ¿Cómo se explican estos aspectos?

然：肺者，西方金也，金生于巳，巳者南方火，火者心，心主臭，故令鼻知香臭。肾者，北方水也，水生于申，申者西方金，金者肺，肺主声，故令声闻声。

【点评】三十四难论五脏各有其声、色、臭、味，是从五脏所主五行为范式类分而成；而本难又提出五脏各自专主声、色、臭、味，四十九难有其应用，可以参阅。至于耳鼻的功能为什么与所主之脏的专主不同，有注者以古代"五行长生法"（注）为解，可参考，其理论意义与临床价值有待于进一步研究。

注："五行长生"是与一般所说五行相生不同的方法，在东汉颇为流行。以十二支配五脏，与一般法相同（亥子属水，寅卯属木，巳午属火，申酉属金，辰戌丑未属土），但生法不同：木长生于亥（水），火长生于寅（木），金长生于巳（火），水长生于申（金）。"土则寄旺四季于辰戌丑未之月，各王一十八日，万物所知所能皆和长生之时"（张世贤《图注八十一难经》）。据此，鼻虽为肺窍，但金生于巳，肺金的生理功能动力来源于心火，心本主臭，故而鼻主臭。耳虽为肾窍，但水生于申，肾水的生理功能动力来源于肺金，肺本主声，故而耳主闻声，从而说明内脏生理功能的相互依赖关系。

Respuesta

El pulmón pertenece al (elemento) metal del poniente, metal que nace en la rama terrestre 巳 *si*; a su vez, la rama terrestre se combina con el elemento fuego del sur y el corazón pertenece al elemento fuego, por lo cual el corazón controla los olores; esto permite a la nariz, orificio ubicado en el exterior de las vías respiratorias, identificar los olores. El riñón pertenece al (elemento) agua del norte, agua que nace en la rama terrestre 申 *shen* perteneciente al elemento metal. El pulmón también pertenece al elemento metal y, dado que controla los sonidos y la voz, el oído, ventana ubicada en el exterior del riñón, puede identificar los sonidos.

Comentario:

Una de las formas de clasificar las ramas terrestres en relación con los cinco elementos, en particular la que se utiliza en el *Nanjing*, es la siguiente:

235

Rama	寅 yin	卯 mao	辰 chen	戌 xu	丑 chou	未 wei	亥 hai	子 zi	申 shen	酉 you	巳 si	午 wu
Elemento	Madera		Tierra				Agua		Metal		Fuego	

	Fuego Sur	
Madera Oriente	Tierra	Metal Poniente
	Agua Norte	

四十一难

曰：肝独有两叶，以何应也？

然：肝者，东方木也，木者，春也，万物始生，其尚幼小，意无所亲，去太阴尚近，离太阳不远，犹有两心，故有两叶，亦应木叶也。

【点评】本难以类比之法，从脏体两叶悟出肝的功能特点。这种方法是《内经》《难经》建立中医概念的基本方法，是中国人常用的一种认知模式，称为意象思维或象思维。它将内脏的解剖实体作为物象来观察，在联想与经验的基础上，进行别异比类以及推理等思维活动，以形成概念和理论。本难就是把肝有两叶，和居于冬夏两者之间、木根于内而出于外之象联系起来，说明肝属木应春为少阳之脏，成为中医脏象肝概念与肝理论的学术渊源。

大中华文库

Cuadragesimoprimera dificultad

Las dos hojas del hígado

Pregunta

El hígado está formado por dos hojas. ¿Con qué situación se relaciona?

Respuesta

237

El hígado pertenece al elemento madera del oriente y la madera se relaciona con la primavera; es la época del año en que todos los elementos se encuentran en crecimiento. A pesar de todo, su actividad aún es tierna; al parecer, no tiene nada cercano, es decir, recién se ha separado del invierno y aún se encuentra alejado del verano, como si un hombre se encontrara en medio de dos corazones (en medio de dos emociones o dos amores). Por ello, el hígado tiene dos hojas (dos lóbulos), como si fueran dos hojas tiernas que se desprenden en la etapa de crecimiento de las plantas (durante la primavera).

四十二难

曰：人肠胃长短，受水谷多少，各几何？

Cuadragesimosegunda dificultad

Anatomía y función de los órganos y vísceras

Pregunta

¿Cuál es la longitud del intestino y del estómago? y ¿cuánta cantidad pueden recibir de productos ingeridos?

BIBLIOTECA DE
CLÁSICOS CHINOS

大中华文库

然：胃大一尺五寸，径五寸，长二尺六寸，横屈受水谷三斗五升，其中常留谷二斗，水一斗五升。小肠大二寸半，径八分之少半，长三丈二尺，受谷二斗四升，水六升三合之大半。回肠大四寸，径一寸半，长二丈一尺，受谷一斗，水七升半。广肠大八寸，径二寸半，长二尺八寸，受谷九升三合八分合之一。故肠胃凡长五丈八尺四寸，合受水谷八斗七升六合八分合之一。此肠胃长短，受水谷之数也。

Respuesta

El estómago tiene un 尺 *chi* y cinco 寸 *cun* de diámetro, cinco cun de ancho y dos 尺 *chi* y seis *cun* de alto; al llenarse, puede recibir tres 斗 *dou* y cinco 升 *sheng*. De éstos, dos 斗 *dou* son de comida (alimentos más bien sólidos), un 斗 *dou* y cinco 升 *sheng* de líquidos.

El intestino delgado tiene dos *cun* de diámetro, 8 1/3 (8.333) 分 *fen* de ancho, tiene tres 丈 *zhang* y dos 尺 *chi*; puede recibir dos y cuatro 升 *sheng* de alimentos sólidos, seis 升 *sheng* y 3 2/3 de un 合 *he*.

El intestino grueso[1] tiene cuatro *cun* de diámetro, 1,5 *cun* de ancho y dos 丈 *zhang* y un 尺 *chi* de largo. Tiene la capacidad para manejar un 斗 *dou* de alimentos sólidos y 7,5 升 *sheng* de líquidos.

El intestino ancho (广肠 *guang chang*)[2] tiene ocho *cun* de diámetro, 2,5 *cun* de ancho y dos 尺 *chi* y ocho *cun* de largo. Tiene la capacidad para manejar nueve 升 *sheng* con 3 1/8 de un 合 *he* de productos de desecho.

Las dimensiones del estómago y el intestino mencionados suman un total de cinco *zhang*, ocho 尺 *chi* y cuatro *cun*; tienen la capacidad para contener ocho 斗 *dou*, siete 升 *sheng* y 1/8 de 合 *he*.

241

1 Aquí se menciona de manera diferente. En otros apartados del mismo *Nanjing*, casi siempre se menciona como 大肠 *da chang*, que significa *intestino grande* o *tripa grande* y aquí aparece como 回肠 *hui chang*, que quiere decir intestino circular, que gira, que da vueltas. En las explicaciones de las revisiones del *Nanjing*, se refiere a la región que corresponde a lo que la anatomía moderna considera la parte final del intestino delgado y la mayor parte del intestino grueso.

2 Aquí se alude a un tipo de intestino que los revisores del *Nanjing* estiman que puede corresponder a la región terminal del intestino grueso que incluye el sigmoides y el recto.

肝重二斤四两，左三叶，右四叶，凡七叶，主藏魂。心重十二两，中有七孔三毛，盛精汁三合，主藏神。脾重二斤三两，扁广三寸，长五寸，有散膏半斤，主裹血，温五脏，主藏意。肺重三斤三两，六叶两耳，凡八叶，主藏魄。肾有两枚，重一斤一两，主藏志。

　　胆在肝之短叶间，重三两三铢，盛精汁三合。胃重二斤二两，纡曲屈伸，长二尺六寸，大一尺五寸，径五寸，盛谷二斗，水一斗五升。小肠重二斤十四两，长三丈二尺，广二寸半，径八分分之少半，左回叠积十六曲，盛谷二斗四升，水六升三合合之大半。大肠重二斤十二两，长二丈一尺，广四寸，径一寸，当齐右回十六曲，盛谷一斗，水七升半。膀胱重九两二铢，纵广九寸，盛溺九升九合。

El hígado pesa dos 斤 *jin* y cuatro 两 *liang*; a su vez el lóbulo izquierdo tiene tres hojas y el derecho cuatro, de modo que en total son siete hojas. Su actividad consiste en almacenar 魂 *hun*. El corazón pesa 12 两 *liang*, con siete orificios y tres vellosidades（七孔三毛 *qi kong san mao*）[1], almacena tres　合 *he* de sangre; desde el punto de vista funcional, sobre la actividad mental y emocional tiene la función de almacenar y controlar el espíritu 神 *shen*.

El bazo pesa dos 斤 *jin* y tres 两 *liang*, mide tres *cun* de ancho y cinco *cun* de largo, a su lado hay medio 斤 *jin* de grasa, y tiene las funciones de contener la sangre y nutrir a los cinco órganos. Desde el punto de vista funcional, respecto de la actividad mental y emocional almacena y controla la ideación 意 *yi*.

El pulmón pesa tres 斤 *jin* y tres 两 *liang* y tiene seis hojas y dos pabellones, que dan un total de ocho "hojas". Desde el punto de vista funcional, en la actividad mental almacena y controla a 魄 *po*.

El riñón tiene dos piezas que pesan un 斤 *jin* y un 两 *liang*. Desde el punto de vista funcional, en las actividades mental y emocional almacena y controla la voluntad 志 *zhi*.

La vesícula biliar se encuentra entre las hojas pequeñas del hígado, pesa tres 两 *liang* tres 铢 *zhu*[2] y tiene la capacidad para almacenar tres 合 *he* de bilis. El estómago pesa dos 斤 *jin* dos 两 *liang*, su curvatura mide dos 尺 *chi* y seis cun de largo, mide 1 尺 *chi* y cinco *cun* de ancho, tiene un diámetro de cinco *cun* y almacena dos 斗 *dou* de comida y un todo y cinco 升 *sheng* de líquidos. El intestino delgado pesa dos 斤 *jin* 14 两 *liang*, mide tres zhang y dos 尺 *chi* de largo y tiene dos *cun* de ancho y un diámetro de 8,33 *fen*. Presenta 16 curvaturas hacia la izquierda y

243

1　Algunos de los revisores del *Nanjing* evaden la explicación de este concepto. En el libro *Comentarios Propios de Explicaciones del Nanjing*（难经汇注笺正 *nan jing hui zhu jian zheng*）se dice: "El término *siete orificios del corazón* es una costumbre desde la Antigüedad. No se conoce el porqué del *concepto tres vellosidades*".

2　Medida de volumen. 24 铢 *zhu* equivale a un 两 *liang*.

口广二寸半,唇至齿长九分,齿以后至会厌,深三寸半,大容五合。舌重十两,长七寸,广二寸半。咽门重十二两,广二寸半,至胃长一尺半寸。喉咙重十二两,广二寸,长一尺二寸,九节。肛门重十二两,大八寸,径二寸大半,长二尺八寸,受谷九升三合八分合之一。

【点评】本难与《灵枢》肠胃、平人绝谷二篇均讨论内脏解剖形态,而此又增加了五脏轻重及其所盛、所藏等内容,是古代解剖学的经典文献资料。这些资料,与现今的解剖学知识相比,虽然简略,但基本正确,在解剖学发展史上,也是一项重要成就,说明我国古代的解剖学是相当先进的,并孕育出一批古代外科名医,如上古俞跗、三国华佗等。至于此后我国传统解剖学为什么再没有突破性提高,其原因主要是医学研究方法发生转变,需要专题讨论。

此外,本难提出脾"主裹血",是后世"脾统血"论的根据,在理论和临床都有很高价值。

大中华文库

BIBLIOTECA DE
CLÁSICOS CHINOS

contiene dos 斗 *dou* cuatro 升 *sheng* de alimentos y seis 升 *sheng* 3,33 合 *he* de líquidos. El intestino grueso pesa dos 斤 *jin* y 12 两 *liang*, tiene dos zhang con un 尺 *chi* de largo, cuatro *cun* de ancho y un *cun* de diámetro. Gira hacia la derecha por debajo de la cicatriz umbilical, tiene 16 curvaturas y contiene un 斗 *dou* de alimentos con 7,5 升 *sheng* de líquidos. La vejiga pesa nueve 两 *liang* con dos 铢 *zhu*, mide 9 cun de ancho y almacena nueve 升 *sheng* y nueve 合 *he* de orina.

La boca tiene un ancho de dos cun y hay nueve fen desde los labios hasta la encía; desde las encías hasta la epiglotis (会厌 *hui yan*) mide 3,5 cun. Puede contener aproximadamente cinco 合 *he*. La lengua pesa 10 两 *liang* y tiene siete cun de largo y dos cun de ancho. La laringe pesa 12 $ liang, tiene dos cun de ancho, un 尺 *chi* dos cun de largo y está fragmentada en nueve articulaciones. El ano pesa 12 两 *liang*, tiene ocho cun de largo, un diámetro de 2 2/3 de cun y dos 尺 *chi* y ocho cun de largo. Puede almacenar nueve 升 *sheng* y tres 1/8 合 *he*.

Tabla de equivalencias de las unidades de peso y volumen, de la dinastía Han, lo más cercana al tiempo en que se supone fue escrito el *Nanjing* con la época actual

Dinastía Han	Valor actual
Un 铢 zhu	0,58 g
Un 两 *liang* (24 zhu = un liang)	13,93 g
Un 斤 *jin* (16 liang = un jin)	222,72 g
Un 合 *he*	19,81 ml
Un 升 *sheng* (10 he = un sheng)	198,1 ml
Un 斗 *dou* (10 sheng = un dou)	1981,0 ml
Un 尺 *chi*	23,04 mm

大中华文库

四十三难

曰：人不食饮，七日而死者何也？

然：人胃中有留谷二斗，水一斗五升，故平人日再至圊，一行二升半，日中五升，七日五七三斗五升，而水谷尽矣。故平人不食饮七日而死者，水谷津液俱尽，即死矣。

【点评】本难论七日不进饮食则死的原因是"水谷津液俱尽"，这与《内经》人以胃气为本的精神是一致的。

Cuadragesimotercera dificultad

Mecanismos que conducen a la muerte cuando el hombre deja
de comer durante Siete días

Pregunta

¿Cuál es la razón de que un hombre muere después de no comer
durante siete días?

Respuesta

El hombre almacena dos 斗 *dou* de alimento y un 斗 *dou* cinco 升
sheng de líquidos. Por lo general, un hombre sano defeca dos veces al
día y cada evacuación tiene 2.5 升 *sheng* de volumen, es decir, en un día
evacua una cantidad de cinco 升 *sheng* y en siete días puede evacuar
tres 斗 *dou* y cinco 升 *sheng*; por ello en siete días agota toda la cantidad
de alimentos que almacena el estómago. Esto significa que un hombre
sano, si no come, a los siete días morirá, porque agota todos los líquidos
y alimentos.

四十四难

曰：七冲门何在？

Cuadragesimocuarta dificultad

Nombres y localización de los esfínteres del aparato digestivo

Pregunta

¿Dónde se encuentran las siete vías más importantes de entrada y salida (七冲门 *qi chong men*) [1] del organismo?

BIBLIOTECA DE
CLÁSICOS CHINOS

249

---

1   Se refiere a las vías de entrada del aparato digestivo y respiratorio. 七 *Qi* significa siete, 冲 *chong* quiere decir importante, fundamental, necesario y 门 *men* significa puerta, sitio de entrada y salida.

然：唇为飞门，齿为户门，会厌为吸门，胃为贲门，太仓下口为幽门，大肠小肠会为阑门，下极为魄门，故曰七冲门也。

【点评】七冲门是古人对消化道七个解剖部位的命名，乃水谷受纳、消化、排泄必经之处。从命名即可了解其作用，也对于理解消化道的生理过程有一定意义。这些名称，至今仍在沿用，是为《难经》的经典原创。

大中华文库

Respuesta

Los labios de la boca se denominan puerta tipo abanico (飞门 *fei men*), las encías se conocen como hoja de la puerta (户门 *hu men*), la epiglotis se llama la puerta de la inspiración (吸门 *xi men*), la puerta de entrada al estómago se conoce como cardias (贲门 *ben men*)[1], la puerta de salida del estómago se le considera píloro (幽门 *you men*)[2], el sitio donde se une el intestino delgado con el grueso denomina "ciego" (阑门 *lan men*)[3] y el sitio por donde se eliminan los productos de desecho se conoce como puerta delpo (魄门 *po men*). Todas éstas son las siete vías.

---

1 *Ben men*, puede significar la puerta brillante, elegante, adornada. *Ben* además, es el nombre del 22 de los 64 hexagramas del *Libro de los Cambios* (周易 *Zhou yi*), estructurado por un trigrama inferior de fuego con uno de montaña arriba, esto significa que, debajo de la montaña está el fuego, el calor con el que se van a "cocer" los alimentos. La montaña también indica el límite, el bloque que impide que los alimentos se regresen hacia arriba, es como la tapa, es justamente la función de este esfínter.

2 *You* 幽 significa oculto, apartado, profundo, apartado solitario, sombrío, etc. Así 幽门 *you men* es la puerta profunda, aquí se penetra a lo más profundo del aparato digestivo.

3 *Lan* 阑 significa: mampara, biombo, obstáculo, cerrar el paso, interceptar, etc. Así 阑门 *lan men* es la puerta que a forma de biombo impide el paso de manera directa el paso de los productos derivados de la digestión de los alimentos, a pesar de que es traducido como ciego, corresponde con la válvula ileocecal.

四十五难

曰：经言八会者，何也？

Cuadragesimoquinta dificultad

Localización e indicaciones de los ocho puntos de acción

Pregunta

En los clásicos médicos de la Antigüedad se menciona que hay ocho puntos de acción（八会 *ba hui*）. ¿A qué se refiere con esto?

BIBLIOTECA DE
CLÁSICOS CHINOS

然： 腑会太仓，脏会季胁，筋会阳陵泉，髓会绝骨，血会鬲俞，骨会大杼，脉会太渊，气会三焦外一筋直两乳内也。热病在内者，取其会之气穴也。

【点评】八会穴是脏腑筋骨髓脉气血的精气，在运行过程中的会聚部位。这些会聚点都是经脉上的腧穴。由于八会穴在生理上与上述脏腑组织的特殊关系，所以能针治有关的病变，而不仅是如原文所说的热病，如针中脘治胃痛、呕吐；针章门治胁痛，灸之治脾虚不运；针阳陵泉和绝骨治风湿痹病；针膈俞治血虚和慢性出血性病证；有报道刺大杼治小儿麻痹之上肢瘫痪疗效较好，是"骨会大杼"的应用；以太渊为主配内关治"无脉症"取得显著效果，则是"脉会太渊"的应用。

大中华文库

Respuesta

El sitio de acción-reunión[1] energética de las vísceras está en el "gran granero" (大仓 *da cang*)[2], el sitio de acción-reunión energética de los órganos se encuentra en el punto 李胁 *li xie*[3]; el sitio de acción-reunión energética de los tendones se halla en el punto 阳陵泉 *yang ling quan*, el sitio de acción-reunión energética de la médula es el punto 绝骨 *jue gu*, el sitio de acción-reunión energética de lasangre es el punto 膈俞 *ge shu*, el sitio de acción-reunión ener-gética de los huesos es el punto 大杼 *da zhu*, el sitio de acción-reunión energética de los vasos es el punto 太渊 *tai yuan* y el sitio de acción-reunión energética de la energía es el punto 膻中 *shan zhong*, que se encuentra sobre en la depresión localizada entre los pezones de las mamas. En aquellas enfermedades que generan energía patógena en el interior y existe fiebre, se pueden usar los puntos de acción-reunión respectivos para el tratamiento.

255

---

1   El término *acción-reunión* pretende dar un sentido más amplio a la palabra, ya que el vocablo *punto de reunión* no incluye todo el sentido de 会 *hui*. Hui, por una parte incluye el concepto de reunión, pero, por otra, la capacidad para realizar alguna acción o función. Por ello se han denominado con esta palabra compuesta.

2   Otro nombre que recibe el estómago desde la Antigüedad también corresponde al punto 中脘 *zhong wan*. Véase el capítulo 5 del Lingshu, donde aparece por primera vez este término.

3   Es otro nombre y probablemente el término más antiguo del punto 章门 *zhang men*.

四十六难

曰：老人卧而不寐，少壮寐而不寤者，何也？

然：经言少壮者，血气盛，肌肉滑，气道通，荣卫之行不失常，故昼日精，夜不寤也。老人血气衰，肌肉不滑，荣卫之道涩，故昼日不能精，夜不能寐也。故知老人不得寐也。

【点评】本难讨论少壮与老人睡眠差异生理现象的机理，认为主要是年龄差异导致的生理性营卫盛衰与滑涩。这种认识对于老年人养生和临床诊治都有指导意义。

本难文字与《灵枢·营卫生会》大同小异，或可理解为两经共同引用了同一文献。

Cuadragesimosexta dificultad

Diferencias de sueño entre el joven y el anciano

Pregunta

¿Cuál es la razón de que el hombre no puede conciliar el sueño cuando es anciano, en tanto que al joven le es difícil despertar cuando está dormido?

Respuesta

257

En los clásicos médicos de la Antigüedad se dice: el niño y el joven tienen sangre y energía potente, músculos y tendones lubricados y flexibles, mientras que la energía fluye sin obstáculos, así como la energía *ying* alimenticia y *wei* defensiva circulan sin límite, por lo cual durante el día mantienen una actividad emocional libre y alegre; en cambio, por la noche, después de conciliar el sueño, los jóvenes difícilmente pueden despertar. En el anciano, la sangre y la energía son escasas, los músculos y tendones no están bien lubricados y flexibles, y hay obstrucción al paso de la energía *ying* alimenticia y *wei* defensiva, por lo que durante el día no mantiene un estado de ánimo alegre y por la noche no puede dormir. Por esta razón, el anciano no puede conciliar el sueño fácilmente.

四十七难

曰：人面独能耐寒者，何也？

然：人头者，诸阳之会也。诸阴脉皆至颈、胸中而还，独诸阳脉皆上至头耳，故令面耐寒也。

【点评】本难论述面部耐寒的原因，认为头为诸阳之会。考头面部经脉，手三阳脉，从手至头；足三阳脉，从头至足，头面部是手足三阳脉的起止部位。此外，督脉亦行至头。因此头面部阳气旺盛，故耐寒。"头为诸阳之会"的观点为解释某些病理现象提供了理论依据，如头汗出、面红如妆等与头面阳气会聚的特性有关。

此外，《内经》也讨论过面部耐寒原因，《灵枢·邪气脏腑病形》说："十二经脉，三百六十五络，其气血皆上于面而走空窍"，也说明头面耐寒与十二经脉气血的温养均有关系，不过阳经的作用居于主要地位而已。

BIBLIOTECA DE
CLÁSICOS CHINOS

Cuadragesimoséptima dificultad

Mecanismos de tolerancia que tiene la cara
ante la exposición al frío

Pregunta

¿Por qué razón el único lugar del cuerpo que puede soportar el frío
es la cara?

Respuesta

259

La cabeza es el sitio de confluencia de los tres canales yang de la
mano y del pie. Como se sabe, los tres canales yin de la mano y del pie
llegan hasta el cuello o el tórax y de ahí se regresan; sólo los tres canales
yang de la mano y del pie llegan a la cabeza y cara, por lo cual la cara y
la cabeza pueden soportar el frío.

Capítulo 4

PATOLOGÍA

En este capítulo se incluyen de la cuadragesimoctava a la sexagesimaprimera dificultades y se comentan principalmente diversos aspectos, como etiología y fisiología, además de algunos cuadros nosológicos. En el aspecto etiológico se ubica la enfermedad desde varios enfoques: por una parte, los agentes externos, como viento, frío, calor de verano, humedad, enfermedad febril y calor; por otra, el aspecto emocional, como la tristeza, la preocupación y la depresión, así como alteraciones alimenticias, desgaste físico, etc. Además, se exponen los conceptos de enfermedad del propio canal, así como enfermedades de la lesión de las cinco energías patógenas (伤五邪 *shang wu xie*) . Desde el punto de vista fisiopatológico, se recomienda que por medio de la observación, auscultación, olfación, interrogatorio y palpación conjuntamente con los conocimientos sobre fisiología de órganos y vísceras, se puede a determinar si la enfermedad es yin–yang, interno–externo, frío–calor y exceso o deficiencia. En este capítulo se determina la transformación de la enfermedad, así como el pronóstico basado en el modelo de los cinco elementos.

En lo referente a los cuadros nosológicos, se describe la forma en que se puede hacer la identificación sindromática de diversas

261

enfermedades, como el padecimiento con congestión y acumulación, criopatología, diarrea, enfermedad maniaco-depresiva, dolor de corazón y cefalea, etcétera.

263

四十八难

曰：人有三虚三实，何谓也？

Cuadragesimoctava dificultad

Explicación sobre los tres excesos y las tres deficiencias

Pregunta

¿Cuál es el significado de que en el hombre las enfermedades sean por tres deficiencias (三虚 *san xu*) y por tres excesos (三实 *san shi*)?

BIBLIOTECA DE CLÁSICOS CHINOS

然：有脉之虚实，有病之虚实，有诊之虚实也。脉之虚实者，濡者为虚，紧牢者为实。病之虚实者，出者为虚，入者为实；言者为虚，不言者为实；缓者为虚，急者为实。诊之虚实者，濡者为虚，牢者为实；痒者为虚，痛者为实；外痛内快，为外实内虚，内痛外快，为内实外虚。故曰虚实也。

【点评】本难从脉象、病象和体征三个方面鉴别病证的虚实，属于诊法内容，方法具体、切合实际；若从学术史角度而言，本难对中医从概念、理论到临床应用过程，发挥了经典性方法的示范作用，为诊断学的发展做出了贡献。

Respuesta

Hay exceso y deficiencia del pulso, hay cuadros nosológicos de tipo exceso y deficiencia, diagnósticos de tipo exceso y deficiencia. El pulso denominado de tipo deficiencia es suave y débil, mientras que un pulso tenso, timpánico y con fuerza es de tipo exceso. Respecto a los cuadros nosológicos de tipo exceso y deficiencia, generalmente una enfermedad que se genere desde el interior pertenece a tipo deficiencia y la que se origine del exterior al interior pertenece al tipo exceso. Cuando el enfermo puede hablar, es una manifestación de deficiencia; cuando no puede, es una manifestación de exceso. Una enfermedad con evolución lenta y crónica se puede ubicar como de tipo deficiencia, en tanto que si la enfermedad es de instalación aguda se trata de una de tipo exceso. El diagnóstico de una enfermedad de tipo deficiencia se manifiesta por prurito y aquella que se manifiesta por dolor (sobre todo intenso) se considera de tipo exceso. Cuando a la palpación en la región superficial el paciente refiere dolor y en un plano profundo no lo siente, se trata de una enfermedad de tipo exceso afuera y deficiencia en el interior. Por el contrario, si siente dolor en el plano profundo pero no afuera, se trata de una enfermedad de tipo exceso en el interior y deficiencia en el exterior. Por eso se dice que hay enfermedades de tipo exceso y de tipo deficiencia.

BIBLIOTECA DE
CLÁSICOS CHINOS

四十九难

曰：有正经自病，有五邪所伤，何以别之？

然：忧愁思虑则伤心；形寒寒饮则伤肺；恚怒气逆，上而不下则伤肝；饮食劳倦则伤脾；久坐湿地，强力入水则伤肾。是正经之自病也。

大中华文库

Cuadragesimonovena dificultad

Diferencias entre las enfermedades propias de los canales y los
resultados de la agresión por las energías patógenas

Pregunta

Existen enfermedades que se presentan y son propias (autóctonas)
de los canales principales y otras que se deben a la agresión de las cinco
energías patógenas, ¿cuáles son las diferencias entre ellas?

Respuesta

En los clásicos médicos de la Antigüedad se dice: la melancolía,
la tristeza y la preocupación lesionan el corazón; cuando el frío lesiona
el cuerpo, el uso de alimentos de naturaleza fría puede lesionar el
pulmón. El enojo, a las alteraciones emocionales intensas, lesiona la
dinámica de la energía y provoca un ascenso rebelde; si este ascenso
no es controlado mediante descenso de dicha energía, podrá lesionar el
hígado. La pérdida de ritmo en la alimentación o el desgaste físico pueden
lesionar el bazo. Permanecer sentado durante mucho tiempo en algún lugar
húmedo, usar la fuerza en forma extrema y después volver a meterse al agua
pueden lesionar el riñón. Las situaciones mencionadas son las enfermedades
propias de los canales o autóctonas (自病 *zi bing*).

何谓五邪?

然: 有中风,有伤暑,有饮食劳倦,有伤寒,有中湿。此之谓五邪。

大中华文库

Pregunta

¿Qué se conoce como enfermedad que se debe a la agresión de las cinco energías patógenas?

Respuesta

Hay lesión por energía patógena viento, por energía patógena calor de verano, lesión por alimentos y desgaste físico, por energía patógena frío y lesión por la energía patógena humedad. Esto se conoce como *lesión de las cinco energías patógenas*.

271

假令心病，何以知中风得之？

然：其色当赤。何以言之？肝主色，自入为青，入心为赤，入脾为黄，入肺为白，入肾为黑。肝为心邪，故知当赤色。其病身热，胁下满痛。其脉大而弦。

BIBLIOTECA DE
CLÁSICOS CHINOS

Pregunta

Si el corazón se enferma, ¿cómo se sabe que esta enfermedad es
resultado del ataque por el viento（中风 *zhong feng*）[1]?

Respuesta

El tinte facial debe ser rojo. ¿Por qué? Dado que el hígado controla
el tinte cutáneo, cuando la enfermedad penetra desde el hígado, éste
controla el tinte de todo el cuerpo: cuando la enfermedad penetra desde
el hígado muestra un calor verdoso, cuando lo hace a través del corazón
revela un tinte rojo, cuando lo hace a través del bazo expresa un tinte
amarillo, cuando lo hace a través del pulmón muestra un tinte blanco,
cuando lo hace a través del riñón expresa un tinte negro y cuando la
energía patógena pasa del hígado al corazón se sabe por qué el tinte
facial se torna rojo. Sus manifestaciones clínicas son: fiebre de todo
el cuerpo y dolor y distensión de la región costal, su pulso es flotante
grande y cuerda.

273

---

1   Ataque por viento（中风 *zhong feng*）. Este es un término muy amplio que a lo largo
    de la historia ha tomado diferentes significados, pasando desde un cuadro tipo resfriado
    resultado de la exposición al viento hasta aquel cuadro de instalación súbita (como
    llega el viento en la naturaleza), acompañada de pérdida del estado de conciencia, que
    con frecuencia se ubica dentro de un evento cerebro vascular, seguido de un estado más
    o menos permanente de hemiplejía.

何以知伤暑得之？

然：当恶臭。何以言之？心主臭，自入为焦臭，入脾为香臭，入肝为臊臭，入肾为腐臭，入肺为腥臭。故知心病伤暑得之，当恶焦臭。其病身热而烦，心痛。其脉浮大而散。

大中华文库

Pregunta

¿Cómo se sabe que la enfermedad es debida a la lesión de la energía patógena calor de verano?

Respuesta

El enfermo detesta el olor de lo asado, lo frito. ¿Por qué? Se sabe que el corazón controla los cinco olores, de modo que si la energía patógena ha penetrado al corazón se generará la repugnancia por los olores que aparecen al asar o dorar algún alimento. Al penetrar el bazo se expresa por repulsión a los olores perfumados; si penetra el riñón, se manifiesta por repulsión a los olores de tipo putrefacto; y si penetra el pulmón, se manifiesta por repulsión a los olores de tipo fresco. Por tanto, al saber que la energía patógena calor de verano ha lesionado el corazón, se comprende por qué el enfermo refiere repulsión al olor de lo asado o frito, además porque tiene calor en todo el cuerpo, intranquilidad, dolor del corazón y su pulso es flotante, grande y disperso.

BIBLIOTECA DE
CLÁSICOS CHINOS

何以知饮食劳倦得之？

然：当喜苦味也。虚为不欲食，实为欲食。何以言之？脾主味，入肝为酸，入心为苦，入肺为辛，入肾为咸，自入为甘。故知脾邪入心，为喜苦味也。其病身热而体重嗜卧，四肢不收。其脉浮大而缓。

大中华文库

Pregunta

¿Cómo se sabe que la enfermedad se debe a la lesión provocada por el desequilibrio alimenticio y el desgaste físico?

Respuesta

El enfermo debe tener apetencia por alimentos de sabor amargo. ¿A qué se debe esto? La razón es que el bazo controla los cinco sabores. Cuando la energía patógena invade el hígado, el enfermo tiene apetencia por el sabor ácido; si invade el corazón, el enfermo tendrá apetencia por el sabor picante; si penetra el pulmón, el enfermo mostrará apetencia por el sabor amargo; si penetra el riñón, el enfermo tendrá apetencia por el sabor salado; y cuando penetra el bazo, el enfermo mostrará apetencia por el sabor dulce. Por ello se sabe que la energía patógena invadió el corazón, pero desde el bazo, y se expresa por apetencia a los alimentos amargos. Además, se presentan manifestaciones como sensación de pesantez del cuerpo, somnolencias, dificultad para la flexión y extensión de las cuatro extremidades, y su pulso es flotante, grande y suave.

277

何以知伤寒得之？

　　然：当谵言妄语。何以言之？肺主声，入肝为呼，入心为言，入脾为歌，入肾为呻，自入为哭。故知肺邪入心，为谵言妄语也。其病身热，洒洒恶寒，甚则喘咳。其脉浮大而涩。

大中华文库

BIBLIOTECA DE
CLÁSICOS CHINOS

Pregunta

¿Cómo se sabe que la enfermedad es debida a la lesión causada por la energía patógena fría?

Respuesta

El enfermo debe tener un lenguaje incoherente. ¿Por qué se presenta esto? Esto se debe a que el pulmón controla los cinco sonidos. Cuando la energía patógena invade el hígado, el enfermo suele tener suspiros; cuando invade el corazón, el enfermo muestra un lenguaje incoherente; cuando invade el bazo, el enfermo tiene un lenguaje de tipo "cantado" ; cuando invade el riñón, el enfermo muestra un lenguaje de tipo "gemido" ; cuando invade el pulmón, se presenta un lenguaje de tipo "llanto" . Por esto se sabe que la energía patógena invadió el corazón desde el pulmón, ya que se presenta lenguaje incoherente. Además, puede haber calor en el cuerpo, calosfríos, temor al frío, en casos graves tos con respiración asmática, y el pulso es flotante, grande y áspero.

何以知中湿得之？

然：当喜汗出不可止。何以言之？肾主湿，入肝为泣，入心为汗，入脾为涎，入肺为涕，自入为唾。故知肾邪入心，为汗出不可止也。其病身热而小腹痛，足胫寒而逆。其脉沉濡而大。

此五邪之法也。

【点评】本难讨论病因，提出"正经自病"和"五邪所伤"两种类型，既与《内经》病因理论相互发明，又有自己的特点，对中医病因学的形成与发展有重要影响。所谓"正经自病"，是指五脏所主之太过，调节失当而自伤，遂内伤本脏而病。从文字与内容看，此与《灵枢·邪气脏腑病形》《百病始生》二篇大同小异。《百病始生》说："喜怒不节则伤脏，脏伤则病起于阴也"，因而滑寿将"正经自病"归于内伤病，其相应者即内伤病因。正如滑寿所说："此本经自病者，病由内作，非外邪之干，所谓内伤者也。"与之相对应，"五邪所伤"当属之外感病，而风、暑、寒、湿则为外感病因。唯饮食劳倦无所着落。对此诸注不一，如虞庶说："正经病，谓正经虚，又伤饮食；五邪病，谓饮食伤于脾而致病也。"此有强解之嫌。盖五邪之病均有发热一症当属外感，而饮食劳倦难属外感之邪，故徐大椿说："此必传写以来，几经讹误，或者妄人又有窜改，决非周秦旧本。"当存疑待考。

此外，本难讨论病因，以五行为纲。其中，"正经自病"之情志、饮食、劳逸太过内感五脏以自伤，是围绕五脏论内因；而风寒暑湿诸邪从外侵袭为病，外邪分为五，其辨邪之法，是结合四十难五脏各主声色嗅味液及三十四难五脏各有所属之

Pregunta

¿Cómo se sabe que la enfermedad es causada por la lesión de la energía patógena humedad?

Respuesta

El paciente debe tener transpiración frecuente sin control. ¿Por qué se presenta esto? Esto se debe a que el riñón controla los cinco fluidos. Si la energía patógena invade el hígado, podrá haber lagrimeo; si invade el corazón, se presentará transpiración; si invade el bazo, podrá haber salivación; si invade el pulmón, podrá presentarse rinorrea; y si invade el riñón, podrá haber salida de baba por la boca. Se sabe que la energía patógena invadió el corazón desde el riñón cuando existe sudoración sin parar. Además de lo anterior, se presenta fiebre, dolor del bajo vientre, frío rebelde en los pies y cara anterior de la pierna, y el pulso es profundo, suave y grave.

Éstos son los métodos para diagnosticar la agresión de las cinco energías patógenas.

声色嗅味液为论，也是围绕五脏展开的，体现了阴阳五行的方法学纲领与原则，从而突出了《难经》医学理论的学术特点。同时这在临床应用上，也是极有意义的，故徐大椿说："此以一经为主病，而以各证验其所从来，其义与十难诊脉法同。以一经为例，余则准此推广，使其无所不贯，不特五脏互受五邪，凿然可晓，凡百病现证，皆当类测，此真两经（注：《素问》《灵枢》）之所未发。此义一开，而诊脉辨证之法，至精至密，真足以继先圣而开来学也。"（《难经经释》）

大中华文库

**BIBLIOTECA DE
CLÁSICOS CHINOS**

283

五十难

曰：病有虚邪，有实邪，有贼邪，有微邪，有正邪，何以知之？

大中华文库

Quincuagésima dificultad

Transformación de las energías patógenas

Pregunta

De las energías patógenas hay la denominada energía patógena de tipo deficiente（虚邪 *xu xie*），la energía patógena de tipo exceso（实邪 *shi xie*），la energía patógena de tipo traidora（贼邪 *zei xie*），la energía patógena de tipo débil（微邪 *wei xie*）y la energía patógena de tipo regular（正邪 *zheng xie*）.

大中华文库

然：从后来者为虚邪，从前来者为实邪，从所不胜来者为贼邪，从所胜来者为微邪，自病者为正邪。何以言之？假令心病，中风得之为虚邪，伤暑得之为正邪，饮食劳倦得之为实邪，伤寒得之为微邪，中湿得之为贼邪。

【点评】本难运用五行生克乘侮理论，将不同来路的邪气，分为虚邪、实邪、贼邪、微邪、正邪，以区分病邪的性质、发病的轻重。本难举例一脏之病，对不同"方向"所来之邪（其实是不同关系诸脏所属之邪）给予命名，这里有两类名称：一类是各脏相应之邪，如风为肝邪、暑为心邪、寒为肺邪、湿为肾邪，至于饮食劳倦为脾邪前已讨论；二类是诸邪的性质及发病轻重，则与其所侵袭之脏有关，如贼邪毒烈而微邪轻。这种从外来邪气的性质和所侵袭之脏两方面判断病变轻重及预后的方法，充分反映了以人为本、重视机体反应能力的中医病因病邪观，对于中医病因理论的研究和临床诊治都有一定意义。

此外，本难所谓虚邪、实邪等名称，其含义与《内经》不同，故徐大椿说："《素问·八正神明论》云：虚邪，八正之虚邪也；正邪者，身形用力，汗出腠理开，所中之风也。其所谓虚邪，即虚风，乃太乙所居之宫，从其冲后来者为虚风也；正风，汗出毛孔开，所受之风也。其详见《灵枢·九宫八风》篇。与此所云虚邪、正邪各不同。然袭其名而义自别，亦无妨也。"

El Canon de las 81 Dificultades del
Emperador Amarillo
Quincuagésima dificultad

BIBLIOTECA DE
CLÁSICOS CHINOS

287

Respuesta

La energía transmitida del órgano del cual soy generado se conoce como energía patógena de tipo deficiente（虚邪 *xu xie*）, la energía transmitida del órgano al que yo genero se conoce como energía de tipo exceso（实邪 *shi xie*）, la energía trasmitida del órgano que me domina se conoce como energía patógena traidora（贼邪 *zei xie*）, la energía que proviene del órgano que yo domino se conoce como energía patógena débil（微邪 *wei xie*）, la energía patógena que se desarrolla a partir del propio órgano se conoce como energía patógena regular（正邪 *zheng xie*）. ¿Por qué se refiere de esta manera? Por ejemplo, si el corazón desarrolla alguna enfermedad ocasionada por la energía patógena viento proveniente del hígado, se denomina energía patógena deficiente（虚邪 *xu xie*）, si la enfermedad es causada por la energía patógena calor de verano, propia del órgano, se denomina energía patógena regular（正邪 *zheng xie*）; si la enfermedad es originada por la energía patógena producto de los desajustes alimenticios y desgaste físico proveniente del bazo, se denomina energía patógena de tipo exceso（实邪 *shi xie*）; si la enfermedad es ocasionada por la energía patógena frío del pulmón se denomina energía patógena tipo débil（微邪 *wei xie*）; y si la enfermedad es causada por la energía patógena humedad del riñón se denomina energía patógena de tipo traidora（贼邪 *zei xie*）.

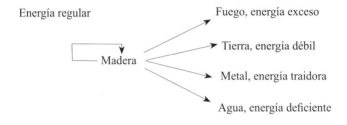

Energía regular

Madera

Fuego, energía exceso

Tierra, energía débil

Metal, energía traidora

Agua, energía deficiente

五十一难

大中华文库

曰: 病有欲得温者, 有欲得寒者, 有欲得见人者, 而各不同, 病在何脏腑也?

Quincuagesimoprimera dificultad

Relación entre las preferencias y rechazos con las enfermedades
de los órganos y vísceras

Pregunta

Algunos enfermos desean el calor, otros el frío, otros más que
desean estar en contacto con la gente, y otros más desean no ver a nadie.
¿Están en los órganos o en las vísceras este tipo de enfermedades?

289

然：病欲得寒而欲见人者，病在腑也；病欲得温而不欲见人者，病在脏也。何以言之？腑者，阳也，阳病欲得寒，又欲见人；脏者，阴也，阴病欲得温，又欲闭户独处，恶闻人声。故以别知脏腑之病也。

【点评】本难从患者喜恶鉴别脏病腑病，主要是从脏腑阴阳属性分析而来的。这与九难以脉象迟数判断脏病腑病，五十二难以病象动静判断脏病腑病，道理是一致的，均应从阴阳大义理解其精神实质，所以阳热病多恶热便寒、不欲避人；阴寒病多恶寒便热，精神衰减、厌恶人事，此亦可作为临床鉴别阴证阳证的方法之一。至于脏病腑病喜恶，本难也是只从它们的一般阴阳属性而言，脏病属阴、多阴证；腑病属阳，多阳证。若五脏热证，或虚热证，亦当恶热便寒；六腑寒证，或虚寒证，亦当恶寒便热，不必拘泥。

Respuesta

En aquellos enfermos que desean el frío y estar en contacto con
la gente, su problema patológico se halla en las vísceras; a la vez, en
aquellos enfermos que desean el calor y estar alejados de la gente, el
problema patológico radica en los órganos. ¿Por qué se dice esto? Esto
se debe a que las vísceras pertenecen a yang, de modo que los enfermos
yang–calor desean lo frío y por lo mismo, no les desagrada el contacto
con la gente. Si los órganos pertenecen a yin, a los enfermos yin–frío les
agrada el calor y desean estar aislados de la gente, pues les molesta el
ruido que pueden hacer. Con estas manifestaciones se puede identificar
si la enfermedad se encuentra en los órganos o en las vísceras.

BIBLIOTECA DE
CLÁSICOS CHINOS

五十二难

曰：脏腑发病，根本等不？

然：不等也。

BIBLIOTECA DE
CLÁSICOS CHINOS

Quincuagesimosegunda dificultad

Diferencias en el origen y manifestaciones de las enfermedades de los órganos y vísceras

Pregunta

¿Es igual el origen de las enfermedades de los órganos y de las vísceras?

Respuesta

No, no es igual.

其不等奈何？

然：脏病者，止而不移，其病不离其处；腑病者，彷彿贲响，上下行流，居处无常。故以此知脏腑根本不同也。

【**点评**】本难脏病、腑病，多指腹中的癥瘕积聚。肿块固定而有形者为癥、为积，多属血结；按之时有时无、部位变动不定者为瘕、为聚，多属气聚。这种从病块的形质有无、行止动静定其阴阳属性，知病在气在血，从而诊断癥瘕积聚，成为后世临床的经典诊法，并指明了治疗原则。

Pregunta

¿Cuáles son las diferencias?

Respuesta

El origen de las enfermedades de los órganos se considera fijo, en un determinado lugar, esto es, el sitio de donde parte la enfermedad no se aleja del lugar donde se encuentra. El origen de las enfermedades de las vísceras es semejante al de una energía que se mueve, que circula de arriba hacia abajo, que no tiene un lugar determinado. De acuerdo con esto, se pueden establecer las diferencias entre el origen de las enfermedades de los órganos y las vísceras.

BIBLIOTECA DE
CLÁSICOS CHINOS

五十三难

曰：经言七传者死，间脏者生，何谓也？

大中华文库

Quincuagesimotercera dificultad

Los siete cambios y el pronóstico de las enfermedades entre los órganos

Pregunta

En los clásicos médicos de la Antigüedad se dice: cuando la evolución de la enfermedad sigue un patrón de transformación secuencial (las siete transformaciones 七传 *qi chuan*) , el pronóstico es malo (mortal); en cambio, cuando dicha evolución es interorgánica, el pronóstico es bueno. ¿A qué se refiere esto?

BIBLIOTECA DE
CLÁSICOS CHINOS

297

然：七传者，传其所胜也。间脏者，传其子也。何以言之？假定心病传肺，肺传肝，肝传脾，脾传肾，肾传心，一脏不再伤，故言七传者死也。假令心病传脾，脾传肺，肺传肾，肾传肝，肝传心，是子母相传，竟而复始，如环无端，故曰生也。

【点评】本难以五脏合五行、五行生克乘侮之理阐述疾病传变规律，判断预后，有一定的临床指导意义。其原理是，七（次）传，传其所胜，是邪挟克伐之气而来，使受病之脏邪气猖獗，正气受伤，同时又可影响其他脏腑，因而病情发展往往越来越重，预后不良；间脏传，传其所生，邪挟生气而来，虽有邪气，亦有正气不断来复，故预后较好。本难所说次传、间脏传与《内经》之生阳、死阴（《素问·阴阳别论》）和间脏、不间脏之传（《素问·平人气象论》）大意相同，可互参详。然证之临床，未必相克传遍而死或如环无端相传而生，且传变内容和形式复杂得多，需要进一步研究。

大中华文库

Respuesta

Lo que se conoce como transformación secuencial ocurre cuando un proceso patológico se trasmite al órgano que domina; en cambio, en la evolución interorgánica sucede un proceso patológico que se transmite al órgano que se genera (de acuerdo con el ciclo generativo y de dominancia de los cinco elementos) ¿Por qué estos dos esquemas de transmisión de la enfermedad tienen pronósticos diferentes? A manera de ejemplo: una enfermedad del corazón que se trasmite al pulmón pasa de éste al hígado, de éste al bazo, de éste al riñón, y de éste al corazón. En esta secuencia, cada órgano no puede ser afectado nuevamente por la enfermedad, por lo cual se dice que la transformación secuencial es de mal pronóstico. La transmisión interorgánica sigue el proceso generativo. Por ejemplo en el caso de una enfermedad del corazón que se transmite al bazo, de éste se transmite al pulmón, de éste de transmite al riñón, de éste se transmite al hígado y de éste al corazón, lo cual es un fenómeno de transmisión tipo madre-hijo, una vez que ha terminado un proceso, se puede iniciar otro ciclo y así sin parar, por esto se dice que es vida, es de buen pronóstico.

BIBLIOTECA DE
CLÁSICOS CHINOS

299

五十四难

曰：脏病难治，腑病易治，何谓也？

然：脏病所以难治者，传其所胜也；腑病易治者，传其子也。与七传间脏同法也。

【点评】本难以传其所胜、传其所生论脏病腑病及其治疗难易，这种思路要联系脏腑的阴阳表里属性与藏泻功能特点，乃类比之法。这里的脏不必固定指某脏，脏病即里病、血病、有形之病，所谓"传其所胜"则杀伐生机；腑亦不必固定指某腑，腑病即表病、气病、无形之病，所谓"传其所生"当指不断有生气来复。至于临床实际运用，则应当结合具体病情分析。

Quincuagesimocuarta dificultad

Diferentes terapias de las enfermedades de
los órganos y las vísceras

BIBLIOTECA DE
CLÁSICOS CHINOS

Pregunta

Las enfermedades de los cinco órganos son de difícil tratamiento, mientras que las enfermedades de las vísceras son de fácil tratamiento. ¿Cuál es la razón de esto?

Respuesta

301

Las enfermedades de los órganos son de difícil tratamiento debido a que trasmiten la enfermedad al órgano que dominan; en cambio, las vísceras trasmiten la enfermedad a las vísceras que generan (dentro del ciclo generativo de los cinco elementos). Estos conceptos y los analizados en la dificultad anterior, de transformación secuencial e interorgánica de las siete transformaciones para determinar el pronóstico, son similares.

五十五难

曰：病有积、有聚，何以别之？

Quincuagesimoquinta dificultad

Diferencias entre las manifestaciones clínicas de las
enfermedades por congestión y acumulación

BIBLIOTECA DE
CLÁSICOS CHINOS

Pregunta

Existen enfermedades de tipo acumulación（积 *ji*）y de tipo conges-
tión（聚 *ju*）. ¿Cuál es la diferencia?

然：积者，阴气也；聚者，阳气也。故阴沉而伏，阳浮而动。气之所积名曰积，气之所聚名曰聚，故积者，五脏所生；聚者，六腑所成也。积者，阴气也，其始发有常处，其痛不离其部，上下有所终始，左右有所穷处；聚者，阳气也，其始发无根本，上下无所留止，其痛无常处，谓之聚。故以是别知积聚也。

【点评】本难论积与聚两类病证的病机及症状鉴别，宜与前三难并看。一是脏腑发病特点不同，属于鉴别诊断内容；二是病证属性即病机不同，归源于阴阳之理。盖积聚属于癥瘕痞块之类，其中聚由气机阻滞，一时聚合，病在气分而属阳。"六腑所成"者以言其类也，故治在气分。积因血瘀痰凝，久积而成，病在血分而属阴。"五脏所生"者亦言其类也，故治在血分。《素问·示从容论》所说"援物比类，化之冥冥"，类比法是中医诊法的方法学基础。

BIBLIOTECA DE
CLÁSICOS CHINOS

Respuesta

La acumulación (积 *ji*) es una enfermedad producida por la acumulación de energía yin, mientras que la congestión (聚 *ju*) es una enfermedad derivada de la congestión de la energía yang. La naturaleza yin es pesada, contenida y escondida, en tanto que la naturaleza yang fundamentalmente es flotante, móvil y fluida. Dado que la naturaleza de yin está dispuesta hacia la consolidación de masas, se conoce como acumulación; a su vez la naturaleza de yang lo hace hacia la convergencia, por lo cual, se denomina congestión. La acumulación aparece en los cinco órganos que pertenecen a yang, mientras que la congestión aparece en las seis vísceras que pertenecen a yin. Como la consolidación de las masas es de energía yin, desde el inicio aparecen en un lugar fijo, su dolor no se aleja del sitio donde se ubican, y tienen un borde determinado de arriba hacia abajo y de izquierda a derecha. La acumulación es la confluencia de la energía yang, de modo que desde el principio no tienen un lugar determinado, no es posible ubicar dónde inician o dónde terminan y el dolor no es fijo. De acuerdo con estas manifestaciones, se sabe la diferencia entre los dos cuadros.

305

五十六难

曰：五脏之积，各有名乎？以何月何日得之？

大中华文库

Quincuagesimosexta dificultad

Enfermedades por acumulación en los cinco órganos.

Pregunta

En la enfermedad por acumulación de los cinco órganos, ¿cada uno tiene un nombre propio?, ¿en qué mes y en que día se presenta?

BIBLIOTECA DE
CLÁSICOS CHINOS

307

　　然：肝之积名曰肥气，在左胁下，如覆杯，有头足。久不愈，令人发咳逆，疟，连岁不已。以季夏戊己日得之。何以言之？肺病传于肝，肝当传脾，脾季夏适王，王者不受邪，肝复欲还肺，肺不肯受，故留结为积。故知肥气以季夏戊己日得之。

　　心之积名曰伏梁，起脐上，大如臂，上至心下。久不愈，令人病烦心。以秋庚辛日得之。何以言之？肾病传心，心当传肺，肺以秋适王，王者不受邪，心复欲还肾，肾不肯受，故留结为积。故知伏梁以秋庚辛日得之。

大中华文库

Respuesta

La enfermedad por acumulación(积 *ji*) del hígado[1] se conoce como energía gruesa(肥气 *fei qi*)[2], aparece en la región subcostal izquierda (como si fuera la cubierta de una taza) y los bordes se pueden ubicar claramente de arriba y abajo. Este problema puede hacerse crónico y provocar tos por energía en reflujo y malaria, o prolongarse durante varios años sin parar; además se desarrolla durante el verano en los días 戊 *wu* y 己 *ji*[3], ¿Por qué se dice esto? Porque la energía patógena del metal–pulmón se trasmite hacia el hígado–madera, que a su vez deberá trasmitirlo hacia el bazo–tierra. La exuberancia del bazo–tierra ocurre durante el verano (se refiere a los últimos meses del verano, periodo conocido como canícula) y en dicho periodo de exuberancia no puede recibir la energía patógena, por lo que el hígado la regresa (en contra dominancia o sobredominancia) al pulmón, pero éste no puede aceptarla, de manera que queda atrapada en el hígado. Por ello, se sabe que la enfermedad por acumulación del hígado "energía gruesa" ocurre durante los meses del verano y en los días 戊 *wu* y 己 *ji*.

La enfermedad por acumulación (积 *ji*) del corazón se conoce como la viga oculta (伏梁 *fu liang*) ; es un crecimiento que aparece desde el ombligo hacia arriba de la cicatriz umbilical, de tamaño variable, como si tuviera el tamaño de un puño, y el borde superior llega hasta el borde inferior del corazón. Es una enfermedad crónica que puede acompañarse de una sensación de inquietud en el centro del corazón y se adquiere

309

---

1   Véase el capítulo 4 del *Lingshu, Características de las Enfermedades de los Órganos y Vísceras Ocasionados por la Energía Patógena* (灵枢 – 邪气脏腑病形 *ling shu–xie qi zang fu bing xing*) .

2   肥 *fei* significa gordo, grueso, corpulento, engordar, abundante, opulento, etcétera.

3   Estos días corresponden con el elemento tierra, para la ubicación de los troncos celestes –base para la definir los diez días- véase la tabla que aparece en la dificultad trigesimotercera.

脾之积名曰痞气，在胃脘，覆大如盘。久不愈，令人四肢不收，发黄疸，饮食不为肌肤。以冬壬癸日得之。何以言之？肝病传脾，脾当传肾，肾以冬适王，王者不受邪，脾复欲还肝，肝不肯受，故留结为积。故知痞气以冬壬癸日得之。

肺之积名曰息贲，在右胁下，覆大如杯。久不已，令人洒淅寒热，喘咳，发肺壅。以春甲乙日得之，何以言之？心病传肺，肺当传肝，肝以春适王，王者不受邪，肺复欲还心，心不肯受，故留结为积。故知息贲以春甲乙日得之。

肾之积名曰贲豚，发于少腹，上至心下，若豚状，或上或下无时。久不已，令人喘逆，骨痿少气。以夏丙丁日得之。何以言之？脾病传肾，肾当传心，心以夏适王，王者不受邪，肾复欲还脾，脾不肯受，故留结为积。故知贲豚以夏丙丁日得之。

此五积之要法也。

大中华文库

durante el otoño y en los días 庚 *geng* y 辛 *xin*.

¿Por qué se dice esto? Porque la energía patógena se trasmite desde el riñón–agua al corazón–fuego, y éste debe trasmitirla al pulmón metal. Durante el otoño, el pulmón metal entra en su periodo de exuberancia de energía, y en ésta no acepta la energía patógena, por lo que el corazón tiende a regresarla al riñón; sin embargo, el riñón no la recibe, por lo cual la energía se queda atrapada en el corazón en forma de acumulación. En consecuencia, la enfermedad por acumulación en el corazón, conocida como la viga oculta se adquiere durante el otoño y en los días 庚 *geng* y 辛 *xin*.

La acumulación del bazo se conoce como masa energética (痞气 *pi qi*) y aparece en la región del epigastrio, como si fuera la tapa de un platón. Es un problema crónico que puede ocasionar dificultad para la flexión y extensión de las cuatro extremidades, ictericia y los alimentos no pueden ser digeridos y absorbidos para nutrir a los músculos. La enfermedad se adquiere durante los meses del invierno y en los días 壬 *ren* y 癸 *gui*. ¿Por qué es esto? Cuando el hígado trasmite la enfermedad al bazo, éste busca trasmitirlo al riñón; sin embargo, durante el invierno, la energía del riñón es muy potente, por lo cual no recibe la energía patógena. El bazo busca la forma de regresar la energía al hígado, pero éste no la recibe; por ello permanece en el bazo y produce la enfermedad conocida como masa energética, que se desarrolla durante el invierno y en los días 壬 *ren* y 癸 *gui*.

311

La acumulación del pulmón se conoce como suspiro agitado (息 喷 *xi pen*) y se desarrolla en la región subcostal derecha como si fuera la tapa de una taza. Es una enfermedad crónica que se manifiesta por fiebre con los temblores del calosfrío, respiración ruda y tos y puede desarrollarse un absceso pulmonar (肺壅 *fei yong*)[1], durante los meses

---

1   También conocido como 痈 *yong* absceso, se refiere a un cuadro grave que se caracteriza por tos con flema purulenta, como si dentro del pulmón tuviese un absceso.

【点评】本难继上文述积之性质、鉴别后，论五脏积病的名称、发生部位、形态、继发病症，以及发病机理等问题。五脏积名，主要依据其形态特征或证候特点而定；其发生部位，与五脏在腹腔分属的部位相应，即肝左、肺右、心上、肾下而脾在中，此五脏气行之位，与其脏体位置不能等同，属于腹诊内容，具有临床实际意义。若积病久延，则多继发其他病证，这些证候多与本脏功能失调有关，也涉及相关脏腑。

关于积病形成的机理，本难从五脏病传理论，并结合五行休王学说进行分析，学者可理解其邪气乘虚内犯、导致气血凝滞形成积病的理论，至于季节时日对发病的影响，当会其意而不必拘泥，正如滑寿所说："读者但以所胜传不胜，及王者不受邪，遂留结而为积观之，则不以辞害志，而思过半矣"。

五行休王，讲自然界五行精气，递相衰王，循环往复，如木衰火王，火衰土王……，而应于四时，是春尽夏来，夏尽秋来……；每行亦各有衰王之时，如木王于春、休于夏、囚于长夏、死于秋、相于冬，火王于夏、休于长夏、囚于秋、死于冬、相于春……。古代医学家以人的五行精气寄予五脏，说明生理变化机理及规律。今将五行休王的格式表示如下：

五行五时	木	火	土	金	水
春	王	相	死	囚	休
夏	休	王	相	死	囚
长夏	囚	休	王	相	死
秋	死	囚	休	王	相
冬	相	死	囚	休	王

de la primavera y en los días 甲 *jia* y 乙 *yi.* ¿Por qué? Esto se debe a que la energía patógena se trasmite desde el corazón al pulmón metal, el cual a su vez la trasmite al hígado madera; sin embargo, durante la primavera, el hígado madera se encuentra en su tiempo de exuberancia, por lo cual no puede recibirla; el pulmón la regresa al corazón, pero éste no puede recibirla, y por ello queda congestionada en el pulmón, desarrollando esta enfermedad congestiva. Se sabe que la enfermedad congestiva suspiro agitado del pulmón aparece durante los meses de la primavera y en los días 甲 *jia* y 乙 *yi*.

La enfermedad congestiva del riñón se conoce como salto del lechón (奔豚 *ben tun*) y se desarrolla en el bajo vientre. El borde superior llega hasta el extremo inferior del corazón, como si un lechón se soltara repentinamente, sin un momento determinado para saltar hacia arriba o hacia abajo. El problema crónico y puede producir respiración asmática o agitada por energía en reflejo y debilidad de los huesos. El paciente se encuentra postrado sin fuerzas. La enfermedad ocurre durante los meses de verano y los días 丙 *bing* y 丁 *ding.* ¿Por qué? Esto se debe a que la energía patógena del bazo se trasmite al riñón, el cual la envía al corazón; sin embargo, el verano es la época de exuberancia de la energía del corazón, por lo cual no recibe dicha energía y la regresa al riñón; éste busca regresarlo nuevamente al bazo, pero éste no la recibe, lo que hace que se congestione en el riñón y que aparezca la enfermedad congestiva. Esta enfermedad se desarrolla durante los meses del verano y en los días 丙 *bing* y 丁 *ding*.

Éstos son los aspectos más importantes para diagnosticar la enfermedad congestiva de los cinco órganos.

五十七难

曰：泄凡有几，皆有名不？

Quincuagesimoséptima dificultad

Nomenclatura de los cinco tipos de diarrea y sus
manifestaciones

Pregunta

¿Cuántos tipos de diarrea hay?, ¿cuáles son sus nombres?

BIBLIOTECA DE
CLÁSICOS CHINOS

315

然：泄凡有五，其名不同。有胃泄，有脾泄，有大肠泄，有小肠泄，有大瘕泄，名曰后重。

胃泄者，饮食不化，色黄。

脾泄者，腹胀满，泄注，食即呕吐逆。

大肠泄者，食已窘迫，大便色白，肠鸣切痛。

小肠泄者，溲而便脓血，少腹痛。

大瘕泄者，里急后重，数至圊而不能便，茎中痛。

此五泄之要法也。

【点评】下利称泄，《素问》有飧泄、濡泄、洞泄等名称，《难经》根据泄的不同临床表现，分为五泄，但均不离脾与肠胃。后世则根据泄的证候性质，分为腹泻和痢疾两大类型，区别在于便泻有无里急后重及夹杂脓血，而以后者为关键。当然，本难分类对于联系脏腑病变诊治便泻证也有一定临床意义。

Respuesta

En términos generales hay cinco tipos, cada uno de los cuales recibe diferentes nombres: hay diarrea del estómago, diarrea del bazo, diarrea del intestino grueso, diarrea del intestino delgado y diarrea grave de tipo disentería, que también se conoce como tenesmo.

Diarrea del estómago: tiene alimentos sin digerir y es de color amarillo.

Diarrea del bazo: tiene consistencia líquida como el agua, se presenta náusea y vómito después de ingerir los alimentos y hay distensión y plenitud abdominal.

Diarrea del intestino grueso: hay sensación de ansiedad y dolor en el centro del abdomen, las heces son de color claro, existen muchos borborigmos y se acompaña de un dolor de tipo transfictivo.

Diarrea del intestino delgado: hay evacuaciones con moco y sangre, acompañadas de dolor en el vientre.

Diarrea tipo disentería: hay sensación de tracción en la región del recto y ano, evacuaciones muy frecuentes que el enfermo no puede controlar; en el hombre se acompaña de dolor en el pene.

Éstos son los aspectos más importantes para identificar los cinco tipos de diarrea.

BIBLIOTECA DE
CLÁSICOS CHINOS

五十八难

曰：伤寒有几，其脉有变不？

Quincuagesimoctava dificultad

Clasificación de las enfermedades de origen externo y
consideraciones acerca de sus características pulsológicas

BIBLIOTECA DE
CLÁSICOS CHINOS

Pregunta

¿Cuántos tipos de enfermedad por agresión de la energía patógena
frío (criopatología) hay y cuáles son los cambios pulsológicos?

　　然：伤寒有五，有中风，有伤寒，有湿温，有热病，有温病，其所苦各不同。

　　中风之脉，阳浮而滑，阴濡而弱；湿温之脉，阳浮而弱，阴小而急；伤寒之脉，阴阳俱盛而紧涩；热病之脉，阴阳俱浮，浮之而滑，沉之散涩；温病之脉，行在诸经，不知何经之动也，各随其经所在而取之。

大中华文库

Respuesta

Hay cinco tipos de criopatologías: golpe de viento（中风 *zhong feng*），
de tipo criopatogénico（伤寒 *shang han*），energía febril húmeda（湿温
shi wen），fiebre（热病 *re bing*）y enfermedad febril（温病 *wen bing*）.
Sus manifestaciones clínicas son diferentes.

El pulso de la enfermedad criopatogénica de tipo golpe de viento es
flotante y resbaladizo en la región cun distal y débil en la chi-proximal;
el pulso en la enfermedad de tipo energía febril húmeda es débil en la
región cun distal y corto y agitado（急脉 *ji mai*）en la chi proximal; en la
enfermedad de tipo criopatogénica, el pulso en la región chi-proximal
y en la cun distal es con fuerza, tenso y áspero; en la enfermedad
de tipo fiebre, el pulso en las regiones chi-proximal y cun distal es
flotante; además en el plano superficial se percibe resbaladizo y en el
profundo se siente áspero y disperso; en el tipo enfermedad febril, el
pulso es movible en cualquiera de los dos sitios (canales) y no se puede
determinar en qué sitio está afectado. Sin embargo, se debe ubicar el
canal más afectado para establecer la alteración patológica.

伤寒有汗出而愈，下之而死者；有汗出而死，下之而愈者，何也？

然：阳虚阴盛，汗出而愈，下之即死；阳盛阴虚，汗出而死，下之而愈。

大中华文库

BIBLIOTECA DE
CLÁSICOS CHINOS

Pregunta

Para el tratamiento de la enfermedad criopatogénica hay el método diaforético. Al sudar, el enfermo se recupera de su enfermedad; sin embargo, si se aplica un procedimiento terapéutico catártico, el paciente podrá agravarse e incluso morir. En algunas ocasiones, si se usa un procedimiento diaforético, el paciente podrá agravarse hasta llegar a la muerte, en cambio si se una un procedimiento catártico el enfermo puede sanar[1]. ¿Cuál es la razón de esto?

Respuesta

En los casos de deficiencia de yang y exuberancia de yin se debe usar el método diaforético, que podrá curar el enfermo; pero si se emplea un procedimiento catártico, podrá agravarse e incluso morir. En los casos de exuberancia de yang con deficiencia de yin el emplear un procedimiento diaforético podría agravar la enfermedad e incluso causar la muerte; en cambio, si se usa un método catártico, el enfermo morirá.

323

---

1   Esta es la base de la obra de Zhang Zhongjing, el *Tratado de Criopatología*, para más información consultar *Tratado de Criopatología, la Medicina China del Frío y el Calor*, Grijalbo 1998.

寒热之病，候之如何也？

然：皮寒热者，皮不可近席，毛发焦，鼻槁，不得汗；肌寒热者，皮肤痛，唇舌槁，无汗；骨寒热者，病无所安，汗注不休，齿本槁痛。

【点评】本难论外感病的分类、脉象和基本治法，在中医外感病学发展史上占有重要地位。关于外感病分类，《素问·热论》说："今夫热病者，皆伤寒之类也"，提出伤寒是一切外感发热性疾病的统称这一概念，但对外感病分类尚未明确界定。本难"伤寒有五"，明确指出伤寒有广义和狭义之分，广义伤寒是各种外感病的总称，狭义伤寒则是单指伤于风寒之邪的外感病，与中风同为《伤寒论》所详述，而热病、温病与湿温，乃为明清医家所发挥，而成洋洋温热学派。对于外感病脉象，本难论述了五种基本脉象，本难所述中风、伤寒脉象，为后来《伤寒论》所引用，作为桂枝汤证、麻黄汤证基本脉象，是风寒外感病初起的辨脉纲领。至于说温病没有一定脉象，其意是说温病发病的范围很广，病因、病位也很复杂，脉象比较复杂，应该根据具体情况予以分析。

汗下宜忌是伤寒病治疗中的原则问题，本难提出阴寒之邪盛于表则宜汗忌下，阳热之邪盛于里则宜下忌汗，为《伤寒论》制定汗下法的适应证、禁忌证奠定了基础，较之《素问·热论》的汗下法更加明确。

至于本难所论皮、肌、骨三种寒热病，多数注家认为是引《灵枢·寒热病》之文，在此以类相聚，实乃内伤虚劳病症，与伤寒无涉。其实，本段主要说明寒热证病位有浅深，病情有轻重，用以分析外感病的不同发展阶段，也是有一定意义的。

Pregunta

¿Qué otras manifestaciones clínicas puede tener el enfermo con criofobia y fiebre?

Respuesta

Cuando la enfermedad se encuentra en la piel y el vello corporal, aquella está caliente y no puede estar muy cerca del aposento, mientras que el pelo y el vello están resecos y quebradizos y hay sequedad de la nariz, pero no sudoración. Cuando la energía patógena se encuentra en los músculos, hay dolor muscular, boca y lengua secas, sin sudoración. Cuando la enfermedad se encuentra en los huesos, hay dolor de todo el cuerpo con intranquilidad, sudoración continua (como agua que exuda sin parar) y dolor de dientes.

BIBLIOTECA DE CLÁSICOS CHINOS

五十九难

曰：狂癫之病，何以别之？

Quincuagesimonovena dificultad

Diferencias entre enfermedad maniaca y enfermedad depresiva.

Pregunta

¿Cuál es la diferencia entre la manía (locura) y la depresión?

BIBLIOTECA DE
CLÁSICOS CHINOS

327

大中华文库

然: 狂疾之始发,少卧而不饥,自高贤也,自辨智也,自倨贵也,妄笑好歌乐,妄行不休是也。癫疾始发,意不乐,僵仆直视。其脉三部阴阳俱盛是也。

【点评】癫狂是因情志所伤,导致精神错乱的疾患。《内经》对此病有大量记载,本难则引《灵枢·癫狂》篇而约其文,对狂与癫作鉴别。两者虽均属精神疾患,但阴阳属性不同,故有诸脉证之区别。惟文中所述癫疾"僵仆直视",有似痫症。《内》《难》常癫痫不分,痫多在癫病之中。此外,本难应与二十难对比理解,盖本难癫狂系内伤病疾患,而二十难所述癫狂则属外感病中出现的症状性精神失常,因而后者病情危重,迅即死亡,而前者能经年累月迁延。

Respuesta

Al iniciarse la manía（狂 *kuang*）, el enfermo duerme poco, no sabe de apetito, se siente aristócrata, virtuoso y con mucha capacidad, se considera muy inteligente y con destreza para ubicar e identificar todo; juzga que no debe respetar a nadie, su actitud es displicente; en los momentos de presión ríe en forma estúpida, canta, baila y corre sin control. Al inicio de la depresión（癫 *dian*）, el enfermo está abatido en sus ideas y su voluntad, se siente falto de alegría y oprimido, tiene la mirada fija y es tan grave que puede caer al piso. El pulso en la manía es potente en las tres regiones, tanto del lado izquierdo como del derecho; y en la depresión es de tipo yin en las tres regiones, tanto del lado izquierdo como del derecho.

Comentario:

Esta dificultad completa a lo referido en el *Neijing* y particular en el capítulo sobre enfermedad manica y depresiva del *Lingshu*（灵枢 – 癫狂 *ling shu-dian kuang*）y el capítulo sobre la explicación del canal yangming del *Suwen*（素问 – 阳明脉解 *su wen–yang ming mai jie*）

六十难

曰：头心之病，有厥痛，有真痛，何谓也？

Sexagésima dificultad

Dolor rebelde y dolor verdadero

Pregunta

Respecto al dolor de cabeza y del corazón, existen el llamado *dolor rebelde* (en reflujo energético 厥痛 *jue tong*) y el denominado como *dolor verdadero* (真痛 *zhen tong*) . ¿Cuál es la diferencia?

大中华文库

然：手三阳之脉，受风寒，伏留而不去者，则名厥头痛；入连在脑者，名真头痛。其五脏气相干，名厥心痛；其痛甚，但在心，手足青者，即名真心痛。其真心痛者，旦发夕死，夕发旦死。

【点评】《灵枢·厥病》篇专题讨论厥痛，本难约其文述头、心厥痛与真痛的区别，认为厥痛是气机逆乱所致，乃他处疾患的影响而发，痛缓病轻，预后良好；若真痛者，则邪气直犯头、心，痛剧病重，手足厥冷，病急死骤。《内》《难》将心、头之真痛作为死症，无疑是将心、脑作为最重要器官，与生命的根本有关。其机理，对于真心痛，一般以"心为五脏六腑之大主"（《灵枢·邪客》）、"心者生之本"（《素问·六节藏象论》）来解释。然而对于真头痛，学术上有争议，如滑涛说"脑为髓海，真气之所聚"，与传统理论相合；而《难经校释》则以"脑为元神之府"解释，该说虽出自李时珍《本草纲目》，但其本源是《难经集注》虞庶之髓海"泥丸宫"，乃仙道专论。证之临床，《辨证录·头痛门》以"急灸百会穴，服黑锡丹、大剂参附汤或救脑汤"治疗，学术不离肾元命门，与滑氏之说合。

Respuesta

Cuando los canales Shaoyang, Yangming y Taiyang de la Mano son invadidos por las energías patógenas viento y frío, la energía es atrapada, contenida y permanece en estos canales, produciendo dolor de cabeza; este tipo de enfermedad se denomina *cefalea rebelde*. Si esta energía penetra y permanece en el centro del tórax, podrá producir también dolor de cabeza, el cual se denomina *dolor verdadero*. El desorden de la energía de los cinco órganos, así como la mutua transmisión de energía entre ellos, ocasiona dolor del corazón, el cual se conoce como *dolor rebelde del corazón*; si el dolor es muy intenso y está limitado al área del corazón, acompañado de frialdad de manos y pies, se llama *dolor verdadero del corazón*. Las enfermedades en las que hay dolor verdadero de la cabeza y dolor verdadero del corazón son muy graves. Con frecuencia, si la enfermedad se inicia por la mañana, el enfermo morirá al llegar la noche; y si la enfermedad aparece por la noche, a la mañana del día siguiente ocurrirá la muerte.

BIBLIOTECA DE
CLÁSICOS CHINOS

六十一难

经言望而知之谓之神，闻而知之谓之圣，问而知之谓之工，切脉而知之谓之巧，何谓也？

Sexagesimaprimera dificultad

Sobre la observación, olfación, auscultación, interrogatorio, palpación, y evaluación como bases para establecer el grado de capacidad médica

Pregunta

En las obras clásicas médicas de la Antigüedad se dice: aquel médico que a través de la observación reconoce el estado de la enfermedad se denomina *divino* (神 *shen*), el que por medio de la auscultación reconoce el estado del enfermo se llama *mágico* (圣 *sheng*), el que mediante el interrogatorio reconoce el estado del enfermo se denomina *hábil* (工 *gong*) y el que reconoce el estado del enfermo a través del pulso se llama *sagaz* (巧 *qiao*) .

然：望而知之者，望见其五色以知其病。闻而知之者，闻其五音以别其病。问而知之者，问其所欲五味，以知其病所起所在也。切脉而知之者，诊其寸口，视其虚实，以知其病，病在何脏腑也。

经言以外知之曰圣，以内知之曰神，此之谓也。

【点评】《内经》对诊法原理、具体方法有大量论述，是中医诊法渊源，但明确提出望、闻、问、切四诊，并把它们并提，则首见于本难。至此，中医四诊基本定型。

关于四诊内容，本难只提望五色、闻五音、问五味所欲及切寸口虚实，这当然只是举其要以概其义的笔法，况且其中还贯穿了以五脏为中心、内外统一的藏象理论体系。这种方法通过四诊方法获得五脏功能活动失常的系统材料，作为分析人体病理变化，推测预后的根据。《内经》与《难经》的学术承继发扬关系，于此可见一斑。

Respuesta

Se conoce como determinar la enfermedad por medio de la observación aquello que el médico puede observar a través de los cambios de los cinco colores (verdoso, rojo, amarillo, blanco y negro) del paciente y comprender su estado patológico. Se conoce como determinar la enfermedad por medio de la auscultación aquello que el médico puede observar a través de los cambios de los cinco sonidos (el suspiro, la risa, el canto, el llanto y los gemidos). Se conoce como determinar la enfermedad por medio del interrogatorio aquello que el médico puede conducir a través de las preferencias del paciente sobre los cinco sabores (ácido, amargo, dulce, picante y salado) Se conoce como determinar la enfermedad por medio de la palpación aquello que el médico puede saber a través de la toma del pulso sobre la arteria radial (la boca del pulso), para diferenciar el exceso y la deficiencia y así definir la potencia de la capacidad de la energía en cada uno de los órganos y las vísceras.

En los clásicos médicos de la Antigüedad se dice que reconocer mediante manifestaciones exteriores el estado patológico se denomina *mágico*, y reconocer el estado de la enfermedad cuando las manifestaciones en el exterior son muy sutiles se llama *divino*.

大中华文库

BIBLIOTECA DE
CLÁSICOS CHINOS

Capítulo 5

PUNTOLOGÍA

Este capítulo abarca de la sexagesimasegunda a la sexagesimaoctava dificultades. Este es un capítulo casi especializado en el estudio
de los puntos energéticos. Dichos sitios energéticos se distribuyen a
lo largo del sistema de los canales y colaterales sobre la superficie del
cuerpo y son tanto el sitio donde confluye, se reúne, transporta, entra y
sale la sangre y energía que circula a lo largo de los canales y colaterales
e, indirectamente, de los órganos y vísceras, como el sitio donde trabaja
el terapeuta que hace acupuntura y moxibustión y donde aplica distintos
tipos de masaje, emplastos o compuestos medicamentosos. A menudo son
puntos de referencia para los profesionales dedicados al 气功 *qi gong*,
etcétera.

En el presente capítulo se incluyen particularmente los puntos
energéticos（腧 *shu*）. Este término incluye en sentido amplio a los puntos
de los catorce canales（十四经经穴 *shi si jing jing xue*）que son los
puntos fijos que se encuentran sobre los doce canales principales y sobre
los canales extraordinarios Ren y Du mai, también se usa para referir
los puntos extracanal o extraordinarios（经外奇穴 *jing wai qi xue*）así
como los puntos "dolorosos a la palpación" denominados como puntos
阿是 *a shi*. En sentido más específico refiere a los puntos 俞 *shu*–de reflejo
dorsal y 输 *shu*–arroyo.

339

Este capítulo incluye también una variedad importante de diferentes puntos, así se incluye los puntos denominados como "antiguos" o los "cinco puntos de transporte", o los "cinco puntos de circulación distal," etc. es decir los puntos *jing*–pozo, *ying*–manantial, *shu*-arroyo, *jing*–rio y *he*–mar y los puntos *yuan*–origen de los canales de las seis vísceras. Se incluyen también los puntos 募 *mu*–de reflejo ventral.

El *Nanjing* junto con el *Lingshu* dan la sustentación teórica a estos puntos para su práctica clínica; ubicando a estos puntos como uno de los principales recursos terapéuticos para el acupunturista. Casi todas las obras de acupuntura y moxibustión posteriores inevitablemente referirán el contenido de estas dificultades

大中华文库

六十二难

曰：脏井荥有五，腑独有六者，何谓也？

然：腑者阳也，三焦行于诸阳，故置一俞名曰原。所以腑有六者，亦与三焦共一气也。

【点评】在五输穴中，五脏所属阴经以俞代原，而六腑阳经则多置一原穴，由五而变六。这里提出原穴形成的基本理论，是三焦敷布原气于十二经的聚集之处，因此原穴在诸穴中具有与一般腧穴不同的重要意义，在腧穴的生理、病理和疾病的诊治中有着特殊价值。至于阳经多置一原穴的原因，本难云"亦与三焦共一气"，意即腑属阳，三焦亦属阳，乃同气相亲的缘故。也有的注家认为应天地之道，如《难经集注》杨玄操注："六腑有六俞，亦以应六合于乾道也。然五脏亦有原，则以第三穴为原。所以不别立穴者，五脏法地，地卑，故三焦之气经过而已，所以无别穴。"此类比之法，亦合古义。

BIBLIOTECA DE
CLÁSICOS CHINOS

Sexagesimasegunda dificultad

Puntos *jing*-pozo y *ying*–manantial de los órganos y vísceras

Pregunta

¿Cuál es la razón por la que cada uno de los (canales de los) órganos tiene cinco puntos: *jing*–pozo, *ying*–manantial, *shu*–arroyo, *jing*–río y *he*–mar y sólo (los canales de) las vísceras tienen seis puntos cada una?

Respuesta

Los canales de las vísceras son yang. La energía del sistema Sanjiao circula en cada canal yang, por lo que requiere un punto especial, conocido como punto 原 *yuan* de origen. Sobre los canales yang de las seis vísceras hay seis puntos, lo cual refleja la relación que existe con la energía del sistema Sanjiao, que permite mantener la circulación normal de la energía.

大中华文库

六十三难

曰：《十变》言，五脏六腑荣合，皆以井为始者，何也？

然：井者，东方春也，万物之始生，诸蚑行喘息，蜎飞蠕动，当生之物，莫不以春生，故岁数始于春，日数始于甲，故以井为始也。

【点评】本难以取象类比的方法来说明井穴是诸经之始，也是五输穴之首，如同一年之始，春回大地，万物欣欣向荣，临床针刺井穴急救突然昏倒（如十二井穴），如同去病回春。

Sexagesimatercera dificultad

Razón de que el punto *jing*–pozo es el sitio de partida.

Pregunta

En el clásico antiguo *Los diez cambios* (十变 *shi bian*) se dice: "Los puntos *jing*–pozo son el sitio de partida de los puntos *ying*–manantial y *he*–mar de cada uno de los canales de los cinco órganos y las seis vísceras", ¿cuál es la razón de esto?

Respuesta

El concepto del punto *jing*–pozo se compara con distintos hechos en la naturaleza, por ejemplo: cuando el sol va saliendo en forma agradable, suave y lentamente por el Oriente; al empezar primavera, en el período de germinación y crecimiento de los seres vivos en la naturaleza, o el despertar de los capullos escondidos o el inicio del vuelo, al comenzar a trepar una montaña; en pocas palabras: el inicio de la actividad. Todos los seres vivos tendrán que manifestar ese renacimiento durante la primavera, por lo cual, en los periodos del año, la primavera es el principio que se inicia con el día 甲 *jia*. Por ello el sitio donde empieza el crecimiento energético es el punto *jing*–pozo.

大中华文库

六十四难

曰：《十变》又言，阴井木，阳井金；阴荥火，阳荥水；阴俞土，阳俞木；阴经金，阳经火；阴合水，阳合土。阴阳皆不同，其意何也？

Sexagesimacuarta dificultad

Clasificación de acuerdo con la teoría de los cinco elementos y yin-yang de los puntos *jing*–pozo, *ying*–manantial, *shu*–arroyo, *jing*–río y *he*-mar

Pregunta

También en el clásico médico de la Antigüedad llamado *Los Diez Cambios* （十变 *shi bian*）se dice: el punto *jing*–pozo de los canales yin se encuentra en el elemento madera, mientras que el punto *jing*–pozo de los canales yang está en el elemento metal. El punto *ying*–manantial de los canales yin es fuego y el punto *ying*–manantial de los canales yang es agua. El punto *shu*–arroyo de los canales yin es tierra; el punto *shu* arroyo de los canales yang es madera. El punto *jing*–río de los canales yin es metal y el punto *jing*–río de los canales yang es fuego. El punto *he*–mar de los canales yin es agua y el punto *he*–mar de los canales yang es tierra. ¿Por qué hay diferencia en la ubicación de los puntos de los canales yin y yang dentro del concepto de los cinco elementos?

大中华文库

然：是刚柔之事也。阴井乙木，阳井庚金。阳井庚，庚者，乙之刚也；阴井乙，乙者，庚之柔也。乙为木，故言阴井木也。庚为金，故言阳井金也。余皆仿此。

【点评】本难将脏腑经脉五输穴，配合阴阳五行，并结合十天干，区别其属性，说明腧穴间的相互关系，是《难经》的首创，既有重要的理论意义，也有很高的临床价值。盖本难以阴阳五行确定十二经肘膝以下腧穴的属性及其相互关系，这样五输穴就形成为一个系统整体，体现中医学的整体观念和阴阳刚柔相济、五行生克制化的原则；以此理论应用于临床，针刺五输穴可以治疗脏腑各种病变，如井穴属木，凡与肝有关的疾病，可取用井穴；肝实证泻行间（本经荥穴属火，实则泻其子），肝虚证补曲泉（本经合穴属水，虚则补其母）。

Respuesta

Lo anterior se basa en el principio de intertransformación, según el cual yang es lo fuerte (刚 *gang*) y yin es lo blando (柔 *rou*), por ejemplo: el punto *jing*–pozo se combina con el tronco celeste 乙 *yi*–madera, mientras que el de *jing*–pozo pulmón se relaciona con el tronco celeste 庚 *geng*–metal. El punto *jing*–pozo de los canales yang se relaciona con el tronco celeste 庚 *geng*–metal, de naturaleza yang, y en esta relación, es lo fuerte (lo duro) del tronco 乙 *yi*–madera yin. El punto *jing*–pozo de los canales yin se relaciona con el tronco 乙 *yi*–madera, éste es lo suave del tronco 庚 *geng*–metal yang. Por lo anterior se dice que el punto *jing*–pozo de los canales yin pertenece a la madera. La rama 庚 *geng* es metal yang, por eso se dice que el punto *jing*–pozo de los canales yang pertenece al metal. Cada uno de los otros puntos sigue la combinación de dureza y suavidad del yin-yang, de acuerdo con este sistema de clasificación que se ha acomodado.

六十五难

曰：经言所出为井，所入为合，其法奈何？

然：所出为井，井者，东方春也，万物之始生，故言所出为井也。所入为合，合者，北方冬也，阳气入藏，故言所入为合也。

【点评】本难以四时五方作类比，说明经气由井穴出、合穴入的浮出入藏运行的道理，有助于理解五输穴的穴性和主治功能。

Sexagesimaquinta dificultad

Los puntos *jing*–pozo y *he*–mar y la razón de ser los puntos de partida y de penetración (final)

Pregunta

En los clásicos médicos de la Antigüedad se dice: el sitio de donde parte la energía de los canales es el punto *jing*–pozo, y el sitio donde se profundiza la energía de los canales se denomina punto *he*–mar. ¿En que se basan para afirmar esto?

Respuesta

El sitio donde se inicia la energía de los canales se llama punto *jing*–pozo. Como este punto *jing*–pozo se asemeja al Oriente, a la primavera y al origen y desarrollo de las diez mil cosas, se dice que la energía se genera en el *jing*–pozo. El sitio donde se profundiza la energía de los canales se llama punto *he*–mar, que se compara con el Norte y el Invierno, el sitio de condensación, el almacenamiento de la energía yang; por eso se afirma que el sitio de penetración de la energía es el punto *he*–mar [1].

---

1   Para la ciencia natural de China, si hay un proceso que se inicia en la primavera o en el Oriente necesariamente tendrá que terminar dicho proceso en el invierno o en el Norte, para volver a iniciar ese proceso vivo.

六十六难

曰：经言肺之原出于太渊，心之原出于大陵，肝之原出于太冲，脾之原出于太白，肾之原出于太溪，少阴之原出于兑骨，胆之原出于丘墟，胃之原出于冲阳，三焦之原出于阳池，膀胱之原出于京骨，大肠之原出于合谷，小肠之原出于腕骨。十二经皆以俞为原，何也？

BIBLIOTECA DE
CLÁSICOS CHINOS

Sexagesimasexta dificultad

Relación entre los 12 puntos *yuan*–origen y
el sistema Sanjiao

Pregunta

Los clásicos médicos de la Antigüedad dicen: el punto *yuan*–origen
del Taiyin de la Mano Canal del Pulmón está en 太渊 *tai yuan*; el punto
yuan–origen del Jueyin de la Mano Canal del Pericardio se halla en 大
陵 *da ling*; el punto *yuan*–origen del Jueyin del Pie Canal del Hígado está
en 太冲 *tai chong*; el punto *yuan*–origen del Taiyin del Pie Canal del Bazo
está en 太白 *tai bai*; el punto *yuan*–origen del Shaoyin del Pie Canal del
Riñón se halla en 太溪 *tai xi*; el punto *yuan*–origen del Shaoyin de la
Mano Canal del Corazón se encuentra a un lado de la cabeza del cúbito
(sitio donde se localiza el punto 神门 *shen men*, aunque en el original no se
menciona el nombre); el punto *yuan*–origen del Shaoyang del Pie Canal de
la Vesícula Biliar está en 丘墟 *qiu xu*; el punto *yuan*–rigen de Yangming
del Pie Canal del Estómago está en 冲阳 *chong yang*; el punto *yuan*–
origen del Shaoyang de la Mano Canal del Sanjiao se encuentra en 阳
池 *yang chi*; el punto *yuan*–origen del Taiyang de la Mano Canal de
la Vejiga está en 京骨 *jing gu*; l punto *yuan*–origen del Yangming de la
Mano Canal del Intestino Grueso se halla en 合谷 *he gu*; y el punto
yuan–origen del Taiyang de la Mano Canal del Intestino Delgado está en

然：五脏俞者，三焦之所行，气之所留止也。

三焦所行之俞为原者，何也？

然：脐下肾间动气者，人之生命也，十二经之根本也，故名曰原。三焦者，原气之别使也，主通行三气，经历五脏六腑。原者，三焦之尊号也，故所止辄为原。五脏六腑之有病者，当取其原也。

【点评】本难讨论原穴，就原穴的命名、原穴与命门及三焦的关系、十二经原穴名称等，进行了专题阐述，深刻揭示了原穴的生理意义，并构建起命门－原气－三焦－原穴的生理、病理及疾病诊治系统，在中医学中具有原创的学术价值和重大的临床意义。

《内经》已有原穴之名，但未论及内涵。《难经》则把原穴同命门原气联系起来，指出原穴之根本出自命门，乃原气会聚之处，而命门原气之所以会聚原穴，在于全身无所不至的三焦之导引输布，从而赋予原穴以人身原气（元气）观察、调控原点的地位和功能，在中医诊疗体系中具有不可替代的作用，是临床常用的调整脏腑经络功能、增强抗邪能力、并具有保健功效的特定穴。

八难论原气，三十六、三十九难论命门，十八难及本难论三焦，《难经》创说原气、发明命门、开拓三焦理论，在中医学术史上俱属创新之举，历代医家均有赞论，今已成为中医学基础知识，而此三者又是相互贯通，有着系统、整体联系，为此我在1987年10期《北京中医学院学报》提出了《难经》"命元三焦系统"，嗣后，凌耀星等也指出，《难经》建立了以肾（命

腕骨 *wan gu*. Los puntos *shu*–arroyo de los 12 canales yin y yang de la mano y del pie son los puntos *yuan*–origen . ¿Cuál es la razón?

Respuesta

Esto se debe a que el punto *yuan*–origen de cada canal los cinco órganos es el sitio donde circula y se almacena la energía del Sanjiao.

Pregunta

¿Por qué el punto *yuan*–origen es el sitio por donde circula y almacena la energía del Sanjiao?

Respuesta

Esto se debe a que la energía pulsatil interrenal localizada entre ambos riñones es la fuerza que mantiene la vida; también es la raíz y base de los doce canales, por lo cual se denomina *energía yuan de origen*. El Sanjiao es el "oficial" que envía la energía yuan de origen a todo el organismo, puede atravesar los tres niveles (calentador superior, medio e inferior) y transporta dicha energía a los cinco órganos y seis vísceras. La energía yuan de origen es la característica que identifica al sistema Sanjiao, por lo cual el sitio donde circula y permanece la energía del Sanjiao se denomina punto *yuan*–origen. Cuando los cinco órganos y las seis vísceras enferman, se pueden usar los puntos *yuan*–origen para su tratamiento.

门）—元气（原气）—三焦为轴心的整体生命观（《难经校注》，人民卫生出版社，1991年），两者"和而不同"，互为印证。盖元气是生命活动的原动力，它激发着脏腑、经络的功能活动，推动着精血津液的运行和生化，同时也是机体抗御邪气功能的主宰；元气生于命门，由三焦布达于全身，在五脏六腑、十二经络及各组织、器官发挥其生理效应；它聚注于十二经五输之原穴，诊察于寸口之尺部、沉候，从而构成一个元气产生、输布、效应、诊察和调节的完整生理、病理系统。

与《内经》的重后天之脏腑经络系统不同，《难经》的命元三焦系统从先天立论，建构了以命门为中心，通过三焦输布元气，调控脏腑经络活动的生命本原系统，它不仅填补了中医先天理论的不足与空白，而且对于临床病机分析与辨证虚实求本，抢救与治疗重病危证以及养生保健、防病缓老，都有着重大指导意义。有关命元三焦系统的理论阐述及临床应用，请参阅2009年人民卫生出版社出版的研究生教材《难经的理论与实践》第三章。

此外，本难所列十二原穴名称，与《灵枢·九针十二原》篇有所不同。后者将五脏左右经脉作为二穴计算，得十穴，加"膏之原出于鸠尾""肓之原出于脖胦"，共十二穴，不计六腑之原。本难则五脏六腑各计一穴，得十一穴，加之少阴之兑骨，以满十二原之数。虽然并不完善，但为后世十二原奠定了基础。其中大陵实属心包，而所谓少阴才是心经，其穴兑骨则指神门。反映了厥阴心包经最为晚出，与长沙马王堆汉墓出土"十一脉灸经"中无厥阴经的经络理论发展史相合。至晋代皇甫谧著《甲乙经》，才明确列出手少阴心经五输穴，这样，十二经五输穴始臻于完备，十二原也定型。目前临床应用，悉本《甲乙经》。

357

六十七难

曰：五脏募皆在阴，而俞皆在阳者，何谓也？

BIBLIOTECA DE
CLÁSICOS CHINOS

Sexagesimaséptima dificultad

Significado y utilidad terapéutica de los puntos *shu*–dorsales y
mu–frontales de los cinco órganos

Pregunta

¿Por qué los puntos *mu*–de reflejo ventral de los cinco órganos se localizan en la región yin (el abdomen y tórax), y los puntos *shu*–de reflejo dorsal（背腧穴 *bei shu xue*）se ubican en la región yang (dorsal y lumbar)?

然：阴病行阳，阳病行阴。故令募在阴，俞在阳。

【点评】本难从阴阳理论对五脏俞募穴的治疗方法进行了拓展，指出募在胸腹属阴，俞在腰背属阳，但在生理上，经气可以由阴行阳，由阳行阴，阴阳贯通。在病理上，内脏或阴经的病邪，可由阴而出于阳分俞穴；体表或阳经的病邪，亦可由阳而入于阴分的募穴，这就是本难所说的"阴病行阳，阳病行阴"。此与《内经》"从阴引阳，从阳引阴"的治则相合。因此，在临床实践中，内脏或阴分的疾病，可选腰背的俞穴；腑病或阳分的疾病，可选胸腹部的募穴，以调整经气、引邪外出。此外，根据俞、募穴的这些特点，还可用于诊断，通过按压俞募穴出现疼痛、酸胀感觉帮助诊断脏腑疾病，如肺病多有肺俞压痛，胃病多有中脘压痛等。

Respuesta

La energía patógena de los órganos internos o de los canales yin suele circular y emerger en los puntos de la región de reflejo dorsal yang; a su vez, la energía patógena de la superficie del cuerpo o de los canales yang penetra y circula a menudo en los puntos *mu*–de reflejo ventral de la región yin. Por ello, los puntos *mu*–de reflejo ventral se localizan en la región del tórax y abdomen pertenecientes a yin, y los puntos *shu*–de reflejo dorsal se encuentran en el dorso y región lumbar pertenecientes a yang.

Puntos shu dorsales y mu de reflejo ventral de los órganos y las vísceras

Órgano o víscera	Puntos *shu* de reflejo dorsal	Puntos *mu* refejo ventral
Pulmón	肺俞 Feishu	中府 Zhongfu
Pericardio	厥阴俞 Jueyinshu	膻中 Shanzhong
Corazón	心俞 Xinshu	巨阙 Juque
Hígado	肝俞 Ganshu	期门 Qimen
V. Biliar	胆俞 Danshu	日月 Riyue
Bazo	脾俞 Pishu	章门 Zhangmen
Estómago	胃俞 Weishu	中脘 Zhongwan
Sanjiao	三焦俞 Sanjiaoshu	石门 Shimen
Riñón	肾俞 Shenshu	京门 Jingmen
I. Grueso	大肠俞 Dachangshu	天枢 Tianshu
I. Delgado	小肠俞 Xiaochangshu	关元 Guanyuan
Vejiga	膀胱俞 Pangguangshu	中极 Zhongji

六十八难

大中华文库

曰：五脏六腑，皆有井荥俞经合，皆何所主？

Sexagesimaoctava dificultad

Significado e indicaciones terapéuticas de los puntos *jing*–pozo, *ying*–manantial, *shu*–arroyo, *jing*–río y *he*–mar

BIBLIOTECA DE CLÁSICOS CHINOS

Pregunta

Cada uno de los cinco órganos y las seis vísceras tiene puntos *jing*–pozo, *ying*–manantial, *shu*–arroyo, *jing*–río y *he*–mar. ¿Cuáles son las principales indicaciones terapéuticas de estos puntos?

363

大中华文库

然: 经言所出为井,所流为荥,所注为俞,所行为经,所入为合。井主心下满,荥主身热,俞主体重节痛,经主喘咳寒热,合主逆气而泄。此五脏六腑井荥俞经合所主病也。

【点评】本难以泉水出入流行类比经气在四肢的流注经历,理解五输穴的含义,可学习和加深传统经脉腧穴理论的认识,当与六十三难、六十五难参看。如诸井穴,比如泉水之出,在经脉则是十二经气始发之处,最易激发经气,子午流注纳甲法先从井开穴;同时井穴还是十二经脉阴阳经气交接之处,故常以此作通接经气、调节阴阳之用。

关于五输穴主治病证,当是按五行之理从五脏主证主治而论的,对临床有指导意义,虽不可机械运用,但对后世也有启示作用。据研究,不同经脉五输穴主治规律的相似性,与它们在四肢末端分布部位的相似性有关,因为四肢相似部位对刺激的反应也是相似的,所激发经气层次以及针灸刺激所形成的针感也都具有相似性,可以痛、胀方式及程度分出层次,从而作为调控针刺治疗的方法。又如,据诸经五输穴均能分治不同脏病的思路,临床则可丰富、发展五输穴的功能主治,如清·岳含珍《经穴解》就提出治疗各经五脏病的方法,体现了五行互藏的理论,是脏腑之间复杂关系在治疗学中的反映。

Respuesta

En los clásicos médicos de la Antigüedad se dice: el sitio donde se inicia la energía de los canales se denomina punto *jing*–pozo; el lugar donde la circulación de la energía aún es débil se llama punto *ying*–manantial; donde se vierte la energía de los canales se denomina *shu*–arroyo; donde se consolida la corriente energética de los canales se conoce como punto *jing*–río, y donde se profundiza la energía de los canales se llama punto *he*–mar. Los puntos *jing*–pozo se utilizan en el tratamiento de la distensión y plenitud que se encuentra por debajo del corazón; los puntos *ying*–manantial se usan en el tratamiento de calor en el cuerpo; los puntos *shu*–arroyo se emplean en el tratamiento de pesantez del cuerpo, así como para aliviar dolores articulares; los puntos *jing*–río se aplican en el tratamiento de respiración ruda (asmática), tos y temor al frío; y los puntos *he*–mar se usan en el tratamiento de reflejo energético y diarrea. Estas son las indicaciones terapéuticas de los puntos *jing*–pozo, *ying*–manantial, *shu*–arroyo, *jing*–río y *he*–mar de los 12 canales de los cinco órganos y las seis vísceras.

大中华文库

Capítulo 6

ACUPUNTURA

Este capítulo abarca desde la sexagesimanovena a la octogesimoprimera dificultades. Su contenido principal se basa en la descripción del uso de las técnicas de tonificación y sedación, en particular se explican las técnicas de "tonificación y sedación a favor y en contra" , "el uso del punto *ying*–manantial para sedar el punto *jing*–pozo" , las técnicas de tonificación y sedación del punto madre e hijo, la técnica de sedar el fuego y tonificar el agua, así como tonificar y sedar madre hijo a favor y en contra, etc. También se describe la técnica de tonificación y sedación en sus diferentes pasos de avance en la penetración de la aguja, así como la razón por la que se alcanzan buenos o malos resultados terapéuticos al llevar a cabo un tratamiento adecuado o erróneo.

La posibilidad o no de obtener resultados adecuados con las técnicas de tonificación y sedación, estriba en poder promover la energía zheng antipatógena y/o eliminar la energía xie patógena. En este capítulo se hace una descripción minuciosa de estos aspectos teóricos.

En segundo lugar, en este capítulo se analiza el cómo se debe dominar la profundidad de la punción, de la forma de inserción, el método en que se debe retirar la aguja, así como el tiempo de permanencia. Además se menciona la forma en que se debe insertar y retirar la aguja en las diferentes estaciones del año, así como los

BIBLIOTECA DE
CLÁSICOS CHINOS

367

diferentes horarios.

Como se podrá observar estos son aspectos fundamentales para los acupunturistas, por esto, este capítulo es uno de los más referidos en obras clásicas posteriores, junto con algunos capítulos del Lingshu como el capítulo de *Las Nueve Agujas y los Doce Origenes*（灵枢－九针十二原 *ling shu–jiu zhen shi er yuan*）, así como algunos capítulos del *Suwen*.

BIBLIOTECA DE
CLÁSICOS CHINOS

369

大中华文库

六十九难

曰：经言虚者补之，实者泻之，不实不虚，以经取之。何谓也？

然：虚者补其母，实者泻其子，当先补之，然后泻之。不实不虚，以经取之者，是正经自生病，不中他邪也，自取其经，故言以经取之。

【点评】补虚泻实是临床治病的一般原则，本难据五行"母能令子虚，子能令母实"的原理，提出"虚则补其母，实则泻其子"，是《难经》在针灸疗法上创新性应用，一可用于本经五输补泻，如肺经气虚，补本经俞穴太渊（土）；肺经气实，泻本经合穴尺泽（水）；二可用于十二经五输补泻，如肺经气虚，补其母经母穴，即脾经俞穴太白；肺经气实，泻其子经子穴，即肾经合穴阴谷。而此法亦可用于药物治疗，如肺气虚用培土生金法，肝郁化火用泻火平木法等。

此外，对于"当先补之，然后泻之"句，滑寿认为"于此义不属，非阙误即衍文也"，当删。

Sexagesimanovena dificultad

Procedimiento de selección de puntos para tonificar el punto madre y sedar el punto hijo

Pregunta

En los clásicos médicos de la Antigüedad se dice: en enfermedades por deficiencia se debe tonificar, en enfermedades por exceso sedar y en las enfermedades en las que no hay exceso ni deficiencia se recomienda usar puntos del propio canal para su tratamiento. ¿Cuál es la razón de esto?

Respuesta

En las enfermedades por deficiencia se debe tonificar el órgano (canal) o el punto madre; mientras que en enfermedades por exceso se recomienda sedar el órgano (canal) o el punto hijo. En la secuencia del tratamiento, primero se debe tonificar y después sedar. En enfermedades en las que no hay exceso ni deficiencia, se debe seleccionar el punto *shu*–arroyo para su tratamiento, pues no son propias del canal ni han recibido la influencia de la energía patógena de otro canal. En consecuencia bastará con tratar el punto del propio canal, por lo cual se dice que se debe tratar ahí.

BIBLIOTECA DE CLÁSICOS CHINOS

七十难

曰：春夏刺浅，秋冬刺深者，何谓也？

然：春夏者，阳气在上，人气亦在上，故当浅取之；秋冬者，阳气在下，人气亦在下，故当深取之。

Septuagésima dificultad

Procedimiento acupuntural de acuerdo con las cuatro estaciones

Pregunta

Durante la primavera y el verano, la punción apropiada es superficial, durante el otoño y el invierno es profunda. ¿Por qué?

Respuesta

Durante la primavera y el verano, la energía yang en la naturaleza se dirige hacia la piel y los planos superficiales, por lo cual, la técnica de punción apropiada es la superficial; a su vez durante el otoño y el invierno, la energía yang en la naturaleza va en descenso, en el hombre, hacia los tendones, los huesos y los planos profundos; por ello, la técnica de punción apropiada es la profunda.

373

春夏各致一阴，秋冬各致一阳者，何谓也？

然：春夏温，必致一阴者，初下针，沉之至肾肝之部，得气，引持之阴也。秋冬寒，必致一阳者，初内针，浅而浮之至心肺部，得气，推内之阳也。是谓春夏必致一阴，秋冬必致一阳。

【**点评**】"因时制宜"是中医学基本治疗原则，本难的四时刺法是《难经》对这一治则的创造性应用。这里有两层含义：其一是一般针刺手法上的春夏浅刺、秋冬深刺；其二是春夏取阴养阳、秋冬取阳养阴的刺法。盖春夏属阳，然阳盛虑成孤阳，所以取一阴而养之，在针刺手法上就是先深刺至筋骨阴气所在之处，得气后引持外出到阳分；秋冬属阴，然阴盛虑成独阴，所以取一阳而养之，在针刺手法上就是先浅刺皮毛阳气所在之处，得气后插针到阴分。这种取阴养阳、取阳养阴的方法，就是《内经》所说的"春夏养阳，秋冬养阴"（见《素问·四气调神大论》）法则的应用。

大中华文库

Pregunta

Durante la primavera y el verano, es necesario impulsar la energía yin hacia la superficie; en cambio, durante el otoño y el invierno se debe impulsar la energía yang hacia el interior. ¿Cuál es la razón de esto?

Respuesta

Durante la primavera y el verano, el clima es cálido, por lo cual se debe impulsar la energía yin, o sea, al efectuar la punción, es necesario alcanzar la profundidad de los huesos y tendones que controlan el riñón y el hígado, respectivamente. Una vez obtenida la sensación acupuntural, se debe jalar la aguja para que la energía yin del hígado y del riñón llegue a la región yang. Durante el otoño y el invierno, el tiempo es frío, por lo cual se debe impulsar la energía yang, esto es: al efectuar la punción, se debe llegar sólo al lugar de los vasos y del plano cutáneo, que son controlados por el corazón y el pulmón, respectivamente. Una vez obtenida la sensación acupuntural, se introduce la aguja para conducir la energía yang del corazón y pulmón hasta la región yin. Por ello se dice: en la primavera y el verano es necesario conducir la energía yin, y durante el otoño y el invierno se debe conducir la energía yang mediante las técnicas de acupuntura.

BIBLIOTECA DE
CLÁSICOS CHINOS

七十一难

曰：经言刺荣无伤卫，刺卫无伤荣，何谓也？

大中华文库

BIBLIOTECA DE
CLÁSICOS CHINOS

Septuagesimoprimera dificultad

Profundidad de la punción para la región *wei*–defensiva y
ying–alimenticia

Pregunta

En los clásicos médicos antiguos se dice: cuando sea necesario
punzar la región donde circula la energía *ying* alimenticia, no se debe
lesionar la región por donde circula la energía *wei* defensiva; a la vez
cuando sea necesario punzar la región por donde circula la energía *wei*
defensiva, no se debe lesionar la región por donde circula la energía *ying*
alimenticia. ¿Qué significa esto?

377

然：针阳者，卧针而刺之；刺阴者，先以左手摄按所针荣俞之处，气散乃内针。是谓刺荣无伤卫，刺卫无伤荣也。

【**点评**】病有表里，刺有深浅，不可太过亦不可不及，如此则免伤无过，既能提高疗效，亦可不留后患。用药如此，针刺也有同样道理。这里宁将"刺荣无伤卫，刺卫无伤荣"视为举例，读者宜举一反三。

Respuesta

La punción de la región por donde circula la energía *wei* defensiva
pertenece a yang y debe ser horizontal (esto es, acostada) a su vez la
punción de la región donde circula la energía *ying*–alimenticia pertenece
a yin, por lo cual se debe realizar un masaje con la mano izquierda
sobre la piel del punto a tratar, para dispersar la energía *wei*-defensiva, y
entonces se introduce la aguja. Por ello se afirma que al punzar la región
donde circula la energía *ying*–alimenticia, no se debe lesionar la región
por donde circula la energía *wei*–defensiva; asimismo, cuando se punza
la región por donde circula la energía *wei* defensiva, no se debe lesionar
la región por donde circula la energía *ying*–alimenticia.

BIBLIOTECA DE
CLÁSICOS CHINOS

七十二难

曰：经言能知迎随之气，可令调之；调气之方，必在阴阳。何谓也？

然：所谓迎随者，知荣卫之流行，经脉之往来也，随其逆顺而取之，故曰迎随。调气之方，必在阴阳者，识其内外表里，随其阴阳而调之，故曰调气之方，必在阴阳。

【点评】本难所说的"迎随"是先"知荣卫之流行，经脉之往来"，后"随其逆顺而取之"，显然指针刺补泻方法。楼英《医学纲目》卷七"刺虚实"说，迎随补泻针法有三种："此法以针头迎随经脉之往来，一也；又，泻子为迎而夺之，补母为随而济之，二也；又，呼吸出纳针，亦名迎随，三也。"这里第一种情况"以针头迎随经脉之往来"，即本难针尖所向顺逆经气运行方向的补泻法，而第二种情况即七十五难子母迎随补泻法，均是《难经》对补泻针法的发明；第三种情况以呼吸出入针迎随补泻则源自《内经》。

Septuagesimosegunda dificultad

Tonificación y sedación a favor o en contra de la circulación de
los canales

BIBLIOTECA DE
CLÁSICOS CHINOS

Pregunta

En los clásicos médicos de la Antigüedad se dice: determinar la
técnica de punción a favor o en contra de la dirección por donde circula
la energía en los canales（迎随补泻 *ying sui bu xie*）permite regular su
energía. El método de regulación energética requiere identificar a yin y
yang. ¿Qué significa esto?

381

Respuesta

En lo que se denomina a favor y en contra, es necesario saber
la circulación de la energía *ying*–alimenticia y *wei*–defensiva en los
canales; además, se debe conocer la dirección de cada canal y, de
acuerdo con la circulación, efectuar la punción en contra o a favor de la
dirección de la circulación de la energía; esto se conoce como *a favor
y en contra*. En el método para regular la energía, primero se debe,
identificar la situación de exceso o deficiencia de yin y yang, luego
conocer si los cambios patológicos se encuentran en el interior o en el
exterior y finalmente efectuar el tratamiento siguiendo el proceso de
exuberancia o debilidad relativa de yin yang.

七十三难

曰：诸井者，肌肉浅薄，气少，不足使者也，刺之奈何？

然：诸井者，木也；荥者，火也。火者，木之子，当刺井者，以荥泻之。故经言补者不可以为泻，泻者不可以为补，此之谓也。

【点评】欲刺井，可泻荥或补合以代之，是根据子母补泻的道理而采用的变通方法。这种方法，一般用于慢性病。若是急性病，则有十二井放血法，泄热逐邪，疗效较好。

BIBLIOTECA DE
CLÁSICOS CHINOS

Septuagesimotercera dificultad

Uso del punto *ying*–manantial para sedar el punto *jing*–pozo

Pregunta

Todos los puntos *jing*–pozo se encuentran en lugares donde la piel es muy delgada y la energía de los canales es débil. En los casos de deficiencia se debe emplear una técnica de sedación. ¿Cuál es?

Respuesta

Los puntos *jing*–pozo de los canales yin de los cinco órganos pertenecen a la madera, mientras que cada punto *ying*–manantial pertenece al fuego. El fuego es el hijo de la madera; cuando sea necesario sedar, el punto *jing*–pozo se podrá cambiar por el punto *ying*–manantial y de esta forma sedarlo. Por ello, en los clásicos médicos de la Antigüedad se dice: cuando se debe tonificar, no se ha de sedar; y cuando se debe sedar, no se ha de tonificar（补者不可以为泻，泻者不可以为补 *bu zhe bu ke yi wei xie, xie zhe bu ke yi wei bu*）.

七十四难

曰：经言春刺井，夏刺荥，季夏刺俞，秋刺经，冬刺合者，何谓也？

然：春刺井者，邪在肝；夏刺荥者，邪在心；季夏刺俞者，邪在脾；秋刺经者，邪在肺；冬刺合者，邪在肾。

大中华文库

El Canon de las 81 Dificultades del
Emperador Amarillo
Septuagesimocuarta dificultad

BIBLIOTECA DE
CLÁSICOS CHINOS

385

Septuagesimocuarta dificultad

Procedimiento acupuntural para tratar los cinco órganos de
acuerdo con las cuatro estaciones

Pregunta

En los clásicos médicos de la Antigüedad se dice: durante la
primavera, lo apropiado es punzar los puntos *jing*–pozo; durante el
verano, lo adecuado es punzar los puntos *ying*–manantial; durante la
canícula, lo idóneo es punzar los puntos *shu*–arroyo; durante el otoño,
lo apropiado es punzar los puntos *jing*–río; y durante el invierno, lo
adecuado es punzar los puntos *he*–mar. ¿Cuál es la razón de esto?

Respuesta

Durante la primavera, lo apropiado es punzar los puntos *jing*–
pozo, porque la energía patógena se encuentra en el hígado; durante
el verano, lo adecuado es punzar los puntos *ying* manantial: porque la
energía patógena se halla en el corazón; durante la canícula, lo idóneo es
punzar los puntos *shu*–arroyo porque la energía patógena se encuentra
en el bazo; durante el otoño, lo apropiado es punzar los puntos *jing*–río
porque la energía patógena está en el pulmón; y durante el invierno, lo
adecuado es punzar los puntos *he*–mar porque la energía patógena se
encuentra en el riñón.

其肝、心、脾、肺、肾而系于春夏秋冬者何也？

然：五脏一病，辄有五也。假令肝病，色青者肝也，臊臭者肝也，喜酸者肝也，喜呼者肝也，喜泣者肝也。其病众多，不可尽言也。四时有数，而并系于春夏秋冬者也。针之要妙在于秋毫者也。

【点评】本难运用"四时五脏阴阳"的理论讨论针刺取穴及针刺深浅有四时之宜，可与七十难合参。又，本难第二段问答文义不属，故滑寿云："详此篇文义，似有缺误"，当存疑待考。

Pregunta

¿Cuál es la razón de relacionar el hígado, el corazón, el bazo, el pulmón y el riñón con la primavera, el verano, la canícula, el otoño y el invierno respectivamente?

Respuesta

Cuando alguno de los órganos enferma, con frecuencia se pueden presentar los cinco cambios en su estación correspondiente, esto es, en el color, el olor, el sabor, el sonido o en el líquido corporal. Por ejemplo: un padecimiento del hígado puede manifestarse con tinte facial verdoso, olor ocre, apetencia por el sabor ácido, sonido con suspiros (呼 *hu*) y llanto (泣 *qi*) como líquido corporal propio del hígado. Las enfermedades son muy variadas, por lo cual no se pueden enumerar. A lo largo de un año se tienen bien definidas las cuatro estaciones; los puntos *jing*–pozo, *ying*–manantial, *shu*–arroyo, *jing*–río y *he*–mar se relacionan con la energía de las estaciones. El secreto de la punción radica en que es necesario manejar estos cambios sutiles que se presentan en la energía del cuerpo, durante que es las cuatro estaciones.

七十五难

曰：经言东方实，西方虚，泻南方，补北方，何谓也？

Septuagesimoquinta dificultad

Principio de sedar el fuego y tonificar el agua para el hígado en exceso y el pulmón en deficiencia

Pregunta

En los clásicos médicos de la Antigüedad se dice: cuando hay exuberancia relativa del órgano que pertenece al Oriente, existe una debilidad relativa en el órgano del Poniente; asimismo sedar el órgano que pertenece al Sur, se debe tonificar el órgano que es del Norte. ¿Qué significa esto?

然：金木水火土，当更相平。东方木也，西方金也。木欲实，金当平之；火欲实，水当平之；土欲实，木当平之；金欲实，火当平之；水欲实，土当平之。东方肝也，则知肝实；西方肺也，则知肺虚。泻南方火，补北方水。南方火，火者木之子也；北方水，水者木之母也。水胜火，子能令母实，母能令子虚，故泻火补水，欲令金不得平木也。经曰：不能治其虚，何问其余。此之谓也。

【点评】 本难以五行生克制化的理论指导肝实肺虚证的治疗，提出泻火补水的法则，具有经典示范意义。其一，东方实、西方虚，是肝木实、肺金虚，"虚则补其母，实则泻其子"，肝木实，故泻其子心火；肺金虚，当补其母脾土，今补肾水，是因为此证乃肾肺阴虚，心肝火旺，无脾弱现象，专补肾水，一则可制心火，二则可生肺金，心火受抑，不克肺金，加之水足金旺，则金能平木，从而使五脏之气恢复和谐。从临床上看，这一治法有实际意义，如水亏火旺，木火刑金之咳嗽吐血证，多用泻火补水法取效。针刺、用药均宜。其二，五行理论的运用，有其"框架套路"，但其具体操作，还必须结合实际，否则难免胶柱鼓瑟。如上述咳嗽吐血证，若患者脾胃虚弱则又当补土生金，故《红楼梦》四十五回写林黛玉咳嗽吐血证，薛宝钗劝她平肝养胃，并亲奉燕窝，用的就是这个道理，因此读者之于经典当理解其精髓，触类而旁通之。

Respuesta

Los elementos madera, fuego, tierra, metal y agua deben mantener un mutuo control para sostener una relación equilibrada. Por ejemplo, la madera es del Oriente y el metal del Poniente; cuando hay exuberancia relativa del madera, existe un "aplanamiento" (平 *ping*) del metal ("está a ras"); cuando hay exuberancia relativa de fuego, existe un "aplanamiento" (平 *ping*) del agua; cuando hay exuberancia relativa de la tierra, existe un "aplanamiento" de la madera; cuando hay exuberancia relativa del metal, existe un "aplanamiento" del fuego; y cuando hay exuberancia relativa del agua, existe un "aplanamiento" de la tierra. Si el hígado pertenece al Oriente, entonces habrá exuberancia de este punto (en otras palabras exuberancia del hígado); si el pulmón pertenece al Poniente, si habrá debilidad de este punto (con debilidad del pulmón). Al seleccionar como técnica sedar el corazón, órgano fuego–Sur, se debe tonificar el riñón, órgano agua–Norte. Esto es, el Sur pertenece al elemento fuego, que es el hijo de la madera; el Norte pertenece al elemento agua, que es la madre de la madera y puede dominar (apagar) el fuego; a su vez, el órgano hijo puede hacer que la energía del órgano madre sea potente, y el órgano madre puede hacer que la energía del órgano hijo sea deficiente; por tanto, se debe sedar el corazón, órgano fuego–Sur, y tonificar el riñón, órgano agua–Norte. El objetivo es restablecer el control del pulmón metal sobre el hígado madera. Si no se entiende el principio del tratamiento para aliviar estos cuadros de deficiencia, ¿cómo se podrá comprender la forma de tratar otras enfermedades?

七十六难

曰：何谓补泻？当补之时，何所取气？当泻之时，何所置气？

然：当补之时，从卫取气；当泻之时，从荣置气。其阳气不足阴气有余，当先补其阳，而后泻其阴；阴气不足，阳气有余，当先补其阴，而后泻其阳。荣卫通行，此其要也。

【点评】本难阐述荣卫取置的针刺补泻方法。予之为补，故从卫取气以纳之入内；夺之为泻，故从荣弃气以散之外出。这种补泻方法在理论上是基于《内经》经脉气血偏聚偏虚的病理。如《素问·调经论》所说"气血以并，阴阳相倾，气乱于卫，血逆于经，血气离居，一实一虚"，从而导致了经脉的彼此有余不足。治疗原则就是补不足而泻有余，改善气血偏聚偏虚状态。至于补泻的先后，本难以先补后泄为法，临床还要根据具体情况，分别标本主次，不可执一而论。

Septuagesimosexta dificultad

Secuencia para tonificar o sedar

Pregunta

¿A qué se denomina *tonificación* y *sedación*? Cuando se hace tonificación ¿de dónde se toma la energía? Cuando se hace sedación, ¿en qué lugar se disipa la energía?

Respuesta

Cuando se tonifica, la energía se toma desde la región de la energía defensiva (卫 *wei*) ; cuando se seda, la energía se dispersa desde la región de la energía *ying*-alimenticia. Ante la deficiencia de energía yang y el exceso de energía yin, primero se debe tonificar la energía yang y posteriormente sedar la energía yin. Ante la deficiencia de energía yin y el exceso de energía yang, primero se debe tonificar la energía yin y posteriormente sedar la energía yang. Lo anterior permitirá que las energías *wei*–defensiva y *ying*–alimenticia circulen de manera normal. Estos son los principios más importantes de la tonificación y la sedación.

大中华文库

七十七难

曰：经言上工治未病，中工治已病者，何谓也？

然：所谓治未病者，见肝之病，则知肝当传之与脾，故先实其脾气，无令得受肝之邪，故曰治未病焉。中工者，见肝之病，不晓相传，但一心治肝，故曰治已病也。

【点评】治未病是中医学的经典理论，其内容之一就是既病防变，在《内经》即有所论述，如《灵枢·逆顺》篇说："上工刺其未生者也"，本难则运用五行乘侮理论，制定防变的具体措施，并举肝病为例，先实其未传之脾，实则不受邪，从而防止了病变的发展。《难经》的这一论述，丰富了临床治疗方法，也昭示后世以为典范，故张仲景《金匮要略》第一章就引录本文，强调早期治疗。当然，既病防变不一定都限于五行乘侮之说，还应该根据疾病传变的其他规律和临床的具体情况，才能符合实际，收到好的效果。如叶桂在《外感温热篇》提出，出斑之人，若"其人肾水素亏，虽未及下焦，先自彷徨矣，必验之于舌，如甘寒之中加入咸寒，务在先安未受邪之地，恐其陷入易易耳。"就是此法则的应用范例。

Septuagesimoséptima dificultad

Diferencia técnica entre terapeutas de habilidad superior y
habilidad media

Pregunta

En los clásicos médicos de la Antigüedad se dice: el médico con
habilidad superior (上工 *shang gong*) atiende cuando la enfermedad
aún no se ha manifestado, mientras que el médico con habilidad media
(中工 *zhong gong*) atiende cuando la enfermedad ya se ha manifestado.
¿Qué significa esto?

Respuesta

Se considera que la enfermedad aún no se ha manifestado cuando,
ante un padecimiento del hígado, se sabe que éste transmitirá fácilmente
su enfermedad al bazo; para evitar esto, se fortalece el bazo y de esta
manera se impide la invasión de la energía patógena del hígado al
bazo, lo cual se conoce como tratar cuando la enfermedad aún no se ha
manifestado. El médico con habilidad media, al ver una enfermedad del
hígado, no contempla la transmisión de la enfermedad al bazo, sólo se
limita a tratar el hígado, por eso dice que trata la enfermedad cuando ya
se ha presentado.

七十八难

曰：针有补泻，何谓也？

Septuagesimoctava dificultad

Método para tonificar y sedar

Pregunta

Existe una técnica para puncionar en tonificación y otra para la sedación. ¿Cómo se llevan a cabo?

BIBLIOTECA DE
CLÁSICOS CHINOS

然：补泻之法，非必呼吸出内针也。知为针者，信其左；不知为针者，信其右。当刺之时，行以左手厌按所针荣俞之处，弹而努之，爪而下之，其气之来，如动脉之状，顺针而刺之，得气因推而内之，是谓补；动而伸之，是谓泻。不得气，乃与男外女内。不得气，是为十死不治也。

【点评】本难叙述不同于单纯呼吸补泻的押手辅助的补泻方法，同时还强调了候针得气的重要性，特别指出：若留针后仍不得气，可用提插法，激动经气，以候气至；若反复提插，毫无反应，是经气内绝，预后不良。针法中的这些基本手法，更易于操作、准确掌握，而由《难经》首先提出，为普及针刺治疗做出了可贵贡献。

Respuesta

Las técnicas de tonificación y sedación no dependen sólo de la
punción y el retiro de la aguja de acuerdo con las fases de la respiración.
Los expertos en técnicas de punción dependen del entrenamiento de
su mano izquierda, mientras que los inexpertos sólo dependen de su
mano derecha. Al punzar, se recomienda ejercer presión con la mano
izquierda sobre la piel del punto a tratar, con el dedo pulgar hacer una
leve presión para evitar la resistencia de la piel y la tensión tendinosa y
muscular, y con la uña de ese dedo disminuir la resistencia al paso de
la aguja. Cuando la energía de los canales asciende (al sitio donde se
realiza la punción), es como si fuera el latir de los vasos, en cuyo caso
se debe hacer la punción siguiendo ese latido; al obtener la sensación
acupuntural (得气 *de qi*) , se debe llevar la aguja a un plano más profundo
(o introducirla ligeramente más). Esto se denomina *tonificación*
(补 *bu*). Mover la aguja (como si fuera el movimiento lateral de la parte
superior del cuerpo hacia un mismo lugar) para conducir la salida de la
energía hacia el exterior se conoce como *sedación* (泻 *xie*) . Si después
de la punción no se obtiene la sensación acupuntural (得气 *de qi*) , aun
cuando en el hombre se busque en el plano superficial y en la mujer en
el plano profundo (con diversas técnicas de estimulación), se trata de un
cuadro patológico de mal pronóstico.

七十九难

曰：经言迎而夺之，安得无虚？随而济之，安得无实？虚之与实，若得、若失；实之与虚，若有、若无。何谓也？

Septuagesimonovena dificultad

Teoría combinada de tonificación y sedación a favor y en
contra de la circulación de los canales junto con los puntos
madre e hijo

BIBLIOTECA DE
CLÁSICOS CHINOS

Pregunta

En los clásicos médicos de la Antigüedad se dice: al aplicar una
técnica de sedación mediante una manipulación intensa y contra la
circulación de la energía de los canales, ¿cómo se puede evitar en
caer en deficiencia al eliminar la energía *xie* patógena? Al emplear
una técnica de tonificación incrementando la energía y efectuando
la manipulación a favor de la circulación de la energía dentro de los
canales, ¿cómo evitar que la energía pase de un estado de deficiencia
a uno de exceso? Al punzar los cuadros de deficiencia y de exceso, el
terapeuta debe percibir diferentes sensaciones de vacío y plenitud. En
los cuadros de deficiencia, después de tonificar y al realizar la punción,
el terapeuta debe percibir que se obtuvo la energía; y luego de hacer la
punción en los cuadros de exceso, debe sentir la pérdida de la energía
(que anteriormente la había). ¿Cómo se puede explicar esto?

然：迎而夺之者，泻其子也；随而济之者，补其母也。假令心病，泻手心主俞，是谓迎而夺之者也；补心主井，是谓随而济之者也。所谓实之与虚者，牢濡之意也。气血实牢者为得，濡虚者为失，故曰若得若失也。

【点评】本难所述子母迎随补泻法，是以穴位前后之顺逆为迎随，虽与七十二难以经气运行方向之迎随补泻法有别，但迎而夺之为泻、随而济之为补的原则相同，从而丰富了临床针刺手法与技巧。

此外，本难还论及针刺补泻效果察验之法，当从患者感觉和医生手下感觉两方面考究。《内经》也有类此论述，可参见《灵枢·九针十二原》《小针解》两篇。

Respuesta

La técnica de sedación en contra de la circulación de la energía en los canales es equivalente a sedar el punto hijo; la técnica de tonificación en favor de la circulación de la energía en los canales, equivale a tonificar el punto madre. Por ejemplo: si el corazón está enfermo, se aplicará una técnica de sedación en el punto *shu*–arroyo (大陵 *da ling* Pc 7) del Jueyin de la Mano Canal del Pericardio, lo cual equivale a emplear una técnica de sedación contra la circulación de la energía en los canales. La tonificación se lleva a cabo en el punto *jing*–pozo (中冲 *zhong chong* Pc 9) del Jueyin de la Mano Canal del Pericardio, lo cual equivale a seguir una técnica de tonificación a favor de la circulación de la energía en los canales. En cuanto a la obtención (得 *de*) o pérdida (失 *shi*) de la sensación acupuntural en enfermedades por deficiencia o exceso, la percepción de dureza o vacío se tiene cuando se efectúa la punción; cuando hay la sensación de dureza, se considera que existe la obtención (得 *de*), pero cuando se tiene la sensación de vacío se estima que hay la pérdida (失 *shi*). Este es el sentido de los términos *obtención* y *pérdida* (de la sensación acupuntural).

大中华文库

八十难

曰：经言有见如入、有见如出者，何谓也？

然：所谓有见如入者，谓左手见气来至乃内针，针入见气尽乃出针。是谓有见如入、有见如出也。

【点评】本难论述进针与出针手法在于医生之指下感觉，与前两难均论针刺手法，虽都是基本技巧，但却是针刺得气取效的关键。中医针刺术法精微，必须用心求索、反复临证体验，才能取得。

Octogésima dificultad

Técnica de introducción y extracción de la aguja asociada con las manifestaciones energéticas

Pregunta

En los clásicos médicos de la Antigüedad se dice: al efectuar la punción se obtiene la sensación (acupuntural), introducir; cuando al estar efectuando la punción se obtiene la sensación (acupuntural), retirar. ¿Qué significa esto?.

Respuesta

Lo que se conoce como "al estar efectuando la punción se obtiene la sensación (acupuntural), introducir" se refiere a que cuando con la mano izquierda se presiona la piel del punto se tiene la sensación de que ha llegado la energía como si fuera la sensación de pulso, es en ese preciso momento se debe introducir la aguja; por otra parte, una vez introducida la aguja, hay la sensación acupuntural de dureza y después de haber manipulado la aguja hay la sensación de pérdida de esa dureza (como si estuviera vacío), en cuyo caso se debe retirar en ese momento la aguja. Esto se conoce como: "cuando al estar efectuando la punción se obtiene la sensación (acupuntural) de introducir, cuando al estar efectuando la punción se obtiene la sensación (acupuntural) de retirar" .

八十一难

曰：经言无实实虚虚，损不足而益有余，是寸口脉耶？将病自有虚实耶？其损益奈何？

大中华文库

Octogesimoprimera dificultad

Resultado de usar una técnica inapropiada de tonificación y
sedación en los cuadros de exceso y deficiencia

Pregunta

En los clásicos médicos de la Antigüedad se dice: no se debe usar
tonificación para tratar los cuadros de tipo exceso, ni sedación para
tratar los cuadros por deficiencia, porque se puede lesionar el estado
deficiente e incrementar el tipo exceso. ¿Se refiere esto a lo exceso o
a la deficiencia que se puede detectar mediante el pulso (de la arteria
radial), o indica el exceso o deficiencia de la enfermedad?, ¿cuáles son
las circunstancias de cometer errores al lesionar o tonificar?

407

然：是病，非谓寸口脉也，谓病自有虚实也。假令肝实肺虚，肝者木也，肺者金也，金木当更相平，当知金平木。假令肺实而肝虚微少气，用针不补其肝，而反重实其肺，故曰实实虚虚，损不足而益有余。此者中工之所害也。

【**点评**】虚补、实泻，是最切要、最基本的治疗原则，本难举肝肺虚实病例，告诫医生莫犯"实实虚虚，损不足而益有余"的错误，并作为本书结语，含有深义。此外，滑寿认为"是病"二字文义不属，当删。

大中华文库

Respuesta

Lo anterior se refiere a la naturaleza de la enfermedad, no a la determinación de las características del pulso. Por ejemplo: en una enfermedad caracterizada por exceso de hígado con deficiencia de pulmón, aquel pertenece al elemento madera y éste al elemento metal, de modo que el metal y la madera tienen una relación de control mutuo; en este caso se debe tonificar el pulmón y sedar el hígado, lo cual permite que el metal pueda "aplanar" "arrasar" (平 *ping*) a la madera. Si hay pulmón en exceso y hígado en deficiencia, habrá debilidad de la energía del hígado. Si al usar acupuntura no se tonifica la deficiencia del hígado y por el contrario se potencializa la exuberancia del pulmón, se cometerá un error de tonificación y sedación, se producirá una lesión al tipo deficiente y se tonificará al que está en exceso. Este problema puede causado un terapeuta con habilidad media.

BIBLIOTECA DE
CLÁSICOS CHINOS

大中华文库

Posdata

El *Nanjing* es uno de los libros más antiguos e importantes de la medicina tradicional china (MTC) y, sin duda, uno de los pilares en los cuales se ha cimentado y desarrollado la teoría y aplicación clínica de esta medicina.

En la lectura de los textos antiguos y modernos de MTC, a cada paso se encuentran diversas citas de este libro; por ello, era necesario ofrecer al público hispano dedicado a la sinomedicina（中医学 *zhong yi xue*）esta maravillosa obra; para algunos es la continuación y amplificación del *Neijing*, *El Primer Canon del Emperador Amarillo*, y para otros es una obra que tiene personalidad propia. Independientemente de lo que sea, el *Nanjing* es unaobra que se debe estudiar, analizar e ir sintiendoen cada uno de sus pasajes, esa su magia propia una y otra vez.

El estudio de una obra clásica de la Antigüedad se compara con el hecho de descubrir un tesoro, esa riqueza que cuando el lector se dedica a la MTC, siempre se desea compartir con todos los lectores de su mismo idioma. Siempre he seguido el objetivo de que al haber más posibilidades de penetrar a las obras clásicas, se podrá tener una visión más completa, profunda y vasta de esta medicina, y así extender las vías de comunicación y cooperación que unen al Oriente con el Occidente.

Las 81 dificultades que se explican en esta obra datan, de más de 2000 años y hoy día siguen vigentes. La lentitud en la evolución del hombre y el acelerado incremento de las enfermedades convierten a esta obra en un libro de texto obligado para el estudioso de la medicina china del siglo XX.

Durante la traducción de una parte del volumen de 张仲景 Zhang Zhongjing *El Tratado de Criopatología* (伤寒论 *shang han lun*) , en la cual se refieren el *Neijing* y *Nanjing*, tuve la necesidad de consultar una vez más esta obra clásica. Por ello, decidí traducir y poner a disposición de mis colegas esta riqueza teórica. A pesar de que había estudiado algunos apartados de este libro, al adentrarme con gran avidez en su traducción, su contenido me cautivó; una obra cuya sencillez compite con su belleza, con su importancia y sobre todo con su enorme utilidad. Cada página es un descubrimiento y cada dificultad una solución. ¡Ah, aquí está la respuesta! ¡Ah, está es la razón! Tal experiencia motivó mi disposición a traducir esta obra que había estado latente como un dragón que al despertar y levantar sus pesados párpados, nos ilumina con su sabiduría.

La empresa no ha sido fácil, acercar el contenido de la antigüedad a la época actual, es un hecho complejo, claro está que es necesario contar con un campo teórico de la MTC para poder comprender y valorar el contenido del *Nanjing*.

Por otra parte, este libro no es ni debe ser el libro con el que se inicie el estudio de la acupuntura o de la MTC, sin embargo es una obra necesaria para comprender mejor la MTC.

A lo largo del libro, el lector encontrará frecuentemente referida la obra previa al *Nanjing*, es decir, el volumen titulado: *Medicina Tradicional China, el Primer Canon del Emperador Amarillo*, que tuve el privilegio de traducir con mi maestro el doctor 烟建华 Yan Jianhua. Es inevitable señalarla repetidamente porque a través de la historia, ambas son complementarias e indispensables para los lectores de la MTC.

La tendencia en Occidente que se tiene sobre la enseñanza de la acupuntura, es sustentar todo en base a las investigaciones científicas hechas sobre los mecanismos de acción de la acupuntura, bien sea en investigación básica o clínica o bien en relación a la medicina basada en evidencias, sin embargo, y sin quitar el más mínimo valor a estos aspectos, no se puede ni se debe alejar a la enseñanza y práctica de la teoría básica de la MTC, sin su valioso cuerpo teórico, la MTC sería un procedimiento terapéutico un poco distinto pero finalmente igual que otros procedimientos terapéuticos que maneja la medicina occidental (MO), sería un cascarón vacío. Para evitar caer en la asimilación de la MTC por la MO es necesario estudiar desde su origen a la MTC y una de las raíces fundamentales que han nutrido a este longevo y vigoroso árbol dela MTC es el *Nanjing*. Por tanto en todas las escuelas donde se estudie MTC y en todos los programas de enseñanza de cualquiera de las ramas terapéuticas de la MTC debe incluirse el estudio a profundidad de obras como el *Neijing*, el *Nanjing*, el Maijing, etc. sólo así, y quiero recalcarlo, se puede comprender la verdadera esencia de la MTC.

大
中
华
文
库

Bibliografía

Comisión de Diccionarios Chino-Inglés, Chino-Francés, Chino-Alemán, Chino-Japonés, Chino-Ruso, *The Chinese English Medical Dictionary*（汉英医学大辞典）, Renmin weisheng chubanshe, 5ª ed, 1995.

Comisión del Instituto de Medicina Tradicional China de *Nanjing*. *Explicación del Nanjing*（难经校释 *nan jing jiao shi*）, China, Renmin weisheng chubanshe, 1979.

Consejo Editorial de la Enciplopedia de la Medicina Tradicional China, *Enciclopedia de Medicina Tradicional China*（中医大辞典 *zhong yi da ci dian*）, China, Renmin weisheng chubanshe, 1982.

González R. *Tratado de Criopatología, la Medicina China del Frío y el Calor*, México, Grijalbo, 1998

González R. y Yan Jianhua. *Medicina Tradicional China, el Primer Canon del Emperador Amarillo*, México, Grijalbo, 1996.

Guo Aichun 郭霭春 y 郭洪图 Guo Hongtu, *Compilación y Explicación del Canon de las 81 Dificultades*（八十一难经集解 *ba shi yi nan jing ji jie*）, China, Tianjin kexue jishu chubanshe, 1984.

Hua Shou 滑寿 (dinastía Yuan), *El Significado Genuino del Canon de las Dificultades*（难经本义 *nan jing ben yi*）, China, Renmin weisheng chubanshe, 1995.

Instituto de Medicina Tradicional China de *Nanjing*. *Explicación e Interpretación del Nanjing*（难经校释 *nan jing jiao shi*）, Renmin weisheng chubanshe, Beijing, 1979.

414

Instituto Médico de Hebei. *Explicación y Análisis del Lingshu*（灵枢经校释 *ling shu jing jiao shi*）, Shanghai weisheng chubanshe, 1982.

Lin Yungui 蔺云桂 *Explicación Gráfica de los Canales y Colaterales*, China, Fujian kexue jishu chubanshe, 1991.

Liu Guanyun 刘冠孕 *Diagnóstico Pulsológico*（脉诊 *mai zhen*）, China; Shanghai kexue jishu chubanshe, 1979.

Liu Shouyong 刘寿永 *Análisis y Explicación del Libro de los Cambios y del Canon de las Dificultades*, China; Zhongyi guji chubanshe, 1998.

Lü Guang 吕广.Wang Weiyi 王惟一 y Wang Jiusi 王九思. *Compilación de Explicaciones del Canon de las Dificultades*（难经集注 *nan jing ji zhu*）. China: Liaonin kexue jishu chubanshe; Shenyang; 1997.

Ma Boying 马伯英 *Historia de la Medicina Tradicional China y Su Cultura*（中国医学文化史 *zhong guo yi xue wen hua shi*）. China; Shanghai renmin chubanshe; 1994.

Qin Jueren 秦越人 *Compilación de Explicaciones del Canon de las Dificultades*（难经集注 *nan jing ji zhu*）. China: Renmin weisheng chubanshe; 1956.

Wang Hongtu 王洪图 y 烟建华 Yan Jianhua. *El Canon de las Dificultades*（难经 *nan jing*）. China: Chunqiu chubanshe; 1988.

Wong Wu. *History of Chinese Medicine*. China: Tientsin press, Ltd; 1932.

Yan Hongchen 阎洪臣 y 高光振 Gao Guangzhen. *Selección de Citas del Neijing y del Canon de las Dificultades*（难经选释 *nan jing xuan shi*）. China: Guilin renmin chubanshe; Changchun; 1979.

Ye Lin 叶霖（dinastía Qing）. *Significado Genuino del Canon de las Dificultades*. China: Shanghai kexue jishu chubanshe; 1981.

Zhang Youji 张有奇 Li Wei 李桅 y Zheng Min 郑敏. *Diccionario Chino Inglés de Medicina Tradicional China*（汉英中医辞典 *han ying zhong yi ci dian*）. China: Shanxi renmin chubanshe; 1995.

Zhen Zhiya 甄志亚 *Historia de la Medicina China*（中国医学史 *zhong guo yi xue shi*）. China: Shanghai kexue jishu chubanshe; 1997

图书在版编目（CIP）数据

黄帝八十一难经：汉西对照 / 烟建华点评；
（墨西哥）罗伯托·冈萨雷斯译. -- 北京：五洲传播出
版社，2020.6
ISBN 978-7-5085-4450-2

Ⅰ.①黄… Ⅱ.①烟…②罗… Ⅲ.①《难经》–汉
、西 Ⅳ.① R221.9

中国版本图书馆 CIP 数据核字（2020）第 080079 号

本书单行本由中国医药科技出版社有限公司出版并授权《大中华文库》丛书使用。

点　　评：烟建华
西　　译：[墨西哥] 罗伯托·冈萨雷斯
出 版 人：荆孝敏
责任编辑：姜　珊
助理编辑：宋　歌
装帧设计：高　洁
出版发行：五洲传播出版社
地　　址：北京市海淀区北三环中路 31 号生产力大楼 B 座 6-7 层（100088）
网　　址：www.cicc.org.cn
印　　刷：深圳市碧兰星印务有限公司
开　　本：650×980　1/16
印　　张：30.25
版　　次：2021 年 5 月第 1 版第 1 次印刷
定　　价：148.00 元

购书咨询：（010）82007837 电子邮箱：liuyang@cicc.org.cn
如有印刷、装订质量问题，请于出版社联系
联系电话：（010）82005927 电子邮箱：taoyuzheng@cicc.org.cn
制售盗版必究 举报查实奖励
版权保护办公室举报电话：（010）82005106